中医临床必读丛书

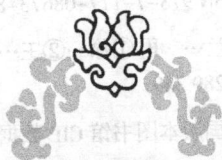

兰台轨范

清·徐大椿 撰
王咪咪 整理

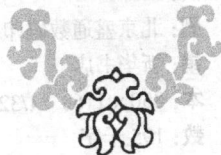

人民卫生出版社

图书在版编目（CIP）数据

兰台轨范 / 清·徐大椿撰　王咪咪整理 . —北京：人民卫生出版社，2007.7

（中医临床必读丛书）

ISBN 978-7-117-08673-8

I. 兰…　II. ①徐…②王…　III. 方书 – 中国 – 清代

IV. R289.349

中国版本图书馆 CIP 数据核字（2007）第 057941 号

| 人卫智网 | www.ipmph.com | 医学教育、学术、考试、健康，购书智慧智能综合服务平台 |
| 人卫官网 | www.pmph.com | 人卫官方资讯发布平台 |

版权所有，侵权必究！

中医临床必读丛书

兰　台　轨　范

撰　　者：清·徐大椿

整　　理：王咪咪

出版发行：人民卫生出版社（中继线 010-59780011）

地　　址：北京市朝阳区潘家园南里 19 号

邮　　编：100021

E - mail：pmph @ pmph.com

购书热线：010-59787592　010-59787584　010-65264830

印　　刷：北京盛通数码印刷有限公司

经　　销：新华书店

开　　本：850×1168　1/32　印张：10.125

字　　数：195 千字

版　　次：2007 年 7 月第 1 版　2023 年 11 月第 1 版第 7 次印刷

标准书号：ISBN 978-7-117-08673-8/R · 8674

定　　价：19.00 元

打击盗版举报电话：010-59787491　E-mail：WQ @ pmph.com

（凡属印装质量问题请与本社市场营销中心联系退换）

出版者的话

中医要发展创新,提高临床疗效是必由之路。而提高临床疗效的捷径,就是继承前人宝贵的诊疗理论和丰富的临床经验。古今大凡著名医家,无不是在熟读古籍,继承前人经验的基础上而成为一代宗师的。厚积薄发,由博返约,是读书成才的必然过程。步入21世纪,中医的发展与创新仍然离不开继承,而继承的第一步必须是熟读中医古籍,奠定基础。这好比万丈高楼,筑基必坚;参天大树,扎根必深。

为了在新世纪进一步发展中医,提高中医临床疗效水平,针对目前中医现状,国家中医药管理局启动了"优秀中医临床人才研修项目"。该计划首批精选培养名中医200名左右,期望在新世纪再培养一大批中医临床大家,为我国人民的医疗保健再做贡献。做临床,必读古籍;做名医,更需要熟悉古籍并能灵活应用。为了适应中医临床人才培养计划,我们从"优秀中医临床人才研修项目"必读书目中先期精选了中医各科必读的70余种整理后已相继出版发行,应广大读者要求,经全国著名中医专家王永炎、余瀛鳌等推荐和论证,续增34种,使《中医临床必读丛书》的出版渐臻完备。本丛书共105种,所选精当,涵盖面广,多为历代医家推崇,尊为必读经典著作,在中医学发展的长河中,占有重要的学术地位。

本次整理突出了以下特点:①力求原文准确,每种医籍均由各科专家遴选精善底本,加以严谨校勘,为读者提供精确的

1

原文。②原则上只收原文,不作校记和注释,旨在使读者在研习之中渐得旨趣,体悟真谛。③每书撰写了导读,介绍该书的作者生平、成书背景、学术特点,及对临床的指导意义以及如何学习运用等内容,提要钩玄,以启迪读者。为便于读者检索,书后附以索引。

期望本丛书的出版,能真正起到读古籍,筑根基,做临床,提疗效的作用,有助于中医临床人才的培养和成长,以推动我国中医药事业的发展与创新。

一、经典著作

《灵枢经》
《黄帝内经素问》
《伤寒论》
《金匮要略》
《温病条辨》
《温热经纬》

二、诊断类著作

《脉经》
《诊家枢要》
《濒湖脉学》

三、通用著作

《中藏经》
《伤寒总病论》
《素问玄机原病式》
《三因极一病证方论》
《素问病机气宜保命集》
《内外伤辨惑论》

《儒门事亲》
《脾胃论》
《兰室秘藏》
《格致余论》
《丹溪心法》
《景岳全书》
《医贯》
《理虚元鉴》
《明医杂著》
《万病回春》
《慎柔五书》
《内经知要》
《医宗金鉴》
《石室秘录》
《医学源流论》
《兰台轨范》
《杂病源流犀烛》
《古今医案按》
《笔花医镜》
《类证治裁》
《医林改错》

《血证论》

《名医类案》

《医学衷中参西录》

《丁甘仁医案》

四、各科著作

（一）内科

《金匮钩玄》

《秘传证治要诀及类方》

《医宗必读》

《医学心悟》

《证治汇补》

《医门法律》

《张氏医通》

《张聿青医案》

《临证指南医案》

《症因脉治》

《医学入门》

《先醒斋医学广笔记》

《温疫论》

《温热论》

《湿热论》

《串雅内外编》

《医醇賸义》

《时病论》

（二）外科

《外科精义》

《外科发挥》

《外科正宗》

《外科证治全生集》

《疡科心得集》

（三）妇科

《经效产宝》

《妇人大全良方》

《女科经纶》

《傅青主女科》

《竹林寺女科秘传》

《济阴纲目》

《女科辑要》

（四）儿科

《小儿药证直诀》

《活幼心书》

《幼科发挥》

《幼幼集成》

（五）眼科

《秘传眼科龙木论》

《审视瑶函》

《银海精微》

《目经大成》

《眼科金镜》

（六）耳鼻喉科

《重楼玉钥》

《口齿类要》

《喉科秘诀》

（七）针灸科

《针灸甲乙经》

《针灸资生经》

《针经摘英集》

《针灸大成》

《针灸聚英》

人民卫生出版社

2007 年 3 月

序

中医药学是具有中国特色的生命科学，是科学与人文融合得比较好的学科，在人才培养方面，只要遵循中医药学自身发展的规律，只要把中医理论知识的深厚积淀与临床经验的活用有机的结合起来，就能培养出优秀的中医临床人才。

近百余年西学东渐，再加上当今市场经济价值取向的作用，使得一些中医师诊治疾病，常以西药打头阵，中药作陪衬，不论病情是否需要，一概是中药加西药。更有甚者不切脉、不辨证，凡遇炎症均以解毒消炎处理，如此失去了中医理论对诊疗实践的指导，则不可能培养出合格的中医临床人才。对此，中医学界许多有识之士颇感忧虑而痛心疾首。中医中药人才的培养，从国家社会的需求出发，应该在多种模式多个层面展开。当务之急是创造良好的育人环境。要倡导求真求异，学术民主的学风。国家中医药管理局设立了培育名医的研修项目，首先是参师襄诊，拜名师制订好读书计划，因人因材施教，务求实效。论其共性则需重视"悟性"的提高，医理与易理相通，重视易经相关理论的学习；还有文献学、逻辑学，生命科学原理与生物信息学等知识的学习运用。"悟性"主要体现在联系临床，提高思想思考思辩的能力，破解疑难病例获取疗效。再者是熟读一本临证案头书，研修项目精选的书目可以任选，作为读经典医籍研修晋阶保底的基本功。第二是诊疗环境，我建议城市与乡村、医院与诊所、病房与门诊可以兼顾，总以多临证多研讨为主。若参师三五位以上，年诊千例以上，

1

必有上乘学问。第三是求真务实，"读经典做临床"关键在"做"字上苦下功夫，敢于置疑而后验证、诠释进而创新，诠证创新自然寓于继承之中。

中医治学当溯本求源，古为今用，继承是基础，创新是归宿，认真继承中医经典理论与临床诊疗经验，做到中医不能丢，进而才是中医现代化的实施。厚积薄发、厚今薄古为治学常理。所谓勤求古训、融汇新知，即是运用科学的临床思维方法，将理论与实践紧密联系，以显著的疗效、诠释、求证前贤的理论，寓继承之中求创新发展，从理论层面阐发古人前贤之未备，以推进中医学科的进步。

综观古往今来贤哲名医均是熟谙经典，勤于临证，发遑古义，创立新说者。通常所言的"学术思想"应是高层次的成就，是锲而不舍长期坚持"读经典做临床"在取得若干鲜活的诊疗经验的基础上，应是学术闪光点凝聚提炼出的精华。笔者以弘扬中医学学科的学术思想为己任但决不敢言自己有什么学术思想，因为学术思想一定要具备有创新思维与创新成果，当然是在继承为基础上的创新；学术思想必有理论内涵指导临床实践，能以提高防治水平；再者学术思想不应是一病一证一法一方的诊治经验与心得体会。如金元大家刘完素著有《素问玄机原病式》，自述"法之与术，悉出《内经》之玄机"，于刻苦钻研运气学说之后，倡"六气皆从火化"，阐发火热症证脉治，创立脏腑六气病机、玄府气液理论。其学术思想至今仍能指导温热、瘟疫的防治。非典型传染性肺炎(SARS)流行时，运用玄府气液理论分析证候病机，确立治则治法，遣药组方获取疗效，应对突发公共卫生事件造福群众。毋庸置疑刘完素是"读经典做临床"的楷模，而学习历史，凡成中医大家名师者基本如此，即使当今名医具有卓越学术思想者，亦无例外，因为经典医籍所提供的科学原理至今仍是维护健康防治疾病的准则，至今仍葆其青春，因此"读经典做临床"具有重要的现实意义。

值得指出，培养临床中坚骨干人才，造就学科领军人物是当务之急。在需要强化"读经典做临床"的同时，以唯物主义史观学习易经易道易图,与文、史、哲,逻辑学交叉渗透融合,提高"悟性"指导诊疗工作。面对新世纪东学西渐是另一股潮流,国外学者研究老聃、孔丘、朱熹、沈括之学,以应对技术高速发展与理论相对滞后的矛盾日趋突出的现状。譬如老聃是中国宇宙论的开拓者,惠施则注重宇宙中一般事物的观察。他解释宇宙为总包一切之"大一"与极微无内之"小一"构成,大而无外小而无内,大一寓有小一,小一中又涵有大一,两者相兼容而为用。如此见解不仅对中医学术研究具有指导作用,对宏观生物学与分子生物学的链接,纳入到系统复杂科学的领域至关重要。近日有学者撰文讨论自我感受的主观症状对医学的贡献和医师参照的意义;有学者从分子水平寻求直接调节整体功能的物质,而突破靶细胞的发病机制;有医生运用助阳化气,通利小便的方药能同时改善胃肠症状治疗幽门螺杆菌引起的胃炎,还有医生使用中成药治疗老年良性前列腺增生,运用非线性方法,优化观察指标,不把增生前列腺的直径作为惟一的"金"指标,用综合量表评价疗效而获得认许,这就是中医的思维,要坚定地走中国人自己的路。

人民卫生出版社为了落实国家中医药管理局设立的培育名医的研修项目,先从研修项目中精选70余种陆续刊行,为进一步扩大视野,续增的品种也是备受历代医家推崇的中医经典著作,为我们学习提供了便利条件,只要我们"博学之,审问之,慎思之,明辩之,笃行之",就会学有所得、学有所长、学有所进、学有所成。治经典之学要落脚临床,实实在在去"做",切忌坐而论道,应端正学风,尊重参师,教学相长,使自己成为中医界骨干人才。名医不是自封的,需要同行认可,而社会认可更为重要。让我们互相勉励,为中国中医名医战略实施取得实效多做有益的工作。

王永炎

2007 年 3 月 5 日

导　读

　　《兰台轨范》是清代著名医家徐大椿(灵胎)所著,以内科杂病为主的临床实用医书。是书一经面世,就受到了极大关注,仅在一百多年的时间里,就有二十几个版本问世。本书是徐氏临床经验的总结,对指导中医临床,普及中医理论,都曾发挥了重大作用。

一、徐大椿与《兰台轨范》

　　徐大椿,字灵胎,晚号洄溪道人(洄溪老人),儒家出身,通晓天文、地理、音律、水利,工诗文,后因家人有误于医者,20岁上始习歧黄。但其一生博览方书,精研医理,不但在临床上大有建树,并曾两次入宫治病,尝官太医院供奉。尤其值得一提的是徐氏一生著述颇丰,且均流传广泛,对中医学术的继承发展和传播发挥了重要作用。徐氏的主要著作有:《医学源流论》两卷(其中颇多精僻论述)、《伤寒类方》、《医贯砭》、《慎疾刍言》、《难经注释》等,徐氏之书不但有单行本,而且被收入徐灵胎医书六种、八种、十二种等诸种医书中,流传甚广。

　　徐氏所撰《兰台轨范》是一部以内科为主的临床用书。其书取材严谨,条理清楚,并能博采众长,融会贯通。作者在著书的宗旨上明确指出:本《内经》以探其本,次《难经》及《金匮》、《伤寒论》以求其治。其有未备者,则取六朝、唐人之方以广其方。书首载通治方96首,以下依病证性质,列36门内科诸病,并附有五官、

1

妇、儿各科治方,全书共载方剂 814 首。叙述中各病先叙病要,次辨病证,后述治法、处方,每方多有附注。作者在自序中阐明:庶几古圣治病之方尚可复睹,使学者有所持循,不至徬徨无措。书中对鉴别病名、病证、方药主治等项甚详。在辨证论治方面,主张先识疾病之所由生,再辨病证之所由异,然后考其治法。治疗上认为"一病必有主方,一方必有主药,或病名同而病证异,则又有主方、主药,千变万化之中,实有一定不移之法。"后世对徐氏的评价,认为他的论述中亦有片面保守之处。

二、《兰台轨范》的学术特点

徐大椿所著《兰台轨范》的主要学术特色,可以归纳为如下几点:

1. 以内科为主的综合性临床医书

本书以十几万字高度概括了清以前治疗内科诸病的方治精华。作者在博览方书的基础上,选定以《黄帝内经》、《伤寒论》、《诸病源候论》、《千金要方》、《外台秘要》等中医经典著作中的方剂,罗列风、痰、厥、虚劳等三十六门中医主要病证,突出一病必有主方,一方必有主药之精神,使其书首先具备了最大的实用性。

2. 方论后按语提纲挈领

是书不仅类同明清临床用书,选择古方分类切于实用,而且结合个人临床经验和学习体会,为方后、论后加注,提醒读者关键所在,阐发前人所未发。如对大家所熟知的五苓散,方后提醒"此乃散方,近人用以作汤,往往鲜效"。对大黄黄连泻心汤这样的常用方剂,总结有:凡治下焦之补煎,当多煎,以熟为主;治上焦之泻剂,当不煎,以生为主。对于咳嗽这一常见病,作者又在本门之后再次强调"唯咳嗽之病因各殊,而最难愈,治之稍误,即贻害无穷……学者当于潜心参究,勿轻视也"。对于关格一症,经典之书的不同论述,提醒到:《黄帝内经》、《伤寒论》所指不同,《黄帝内经》所云是不治之症,《伤寒论》所云则卒暴之疾,当于通便止呕方法,随其施治可也,为读者读书提纲挈领。

3. 医方选择密切结合临床

中医自汉以来将其理、法、方、药揉以一体的方剂,历来为医家、病家、历代学者所关注。且医方之浩繁,用汗牛充栋形容也实不过份,仅以《太平圣惠方》一书为例就记有方剂万首之多,那么徐灵胎是如何选择和编排这部记有百十个病证,却仅有八百余方的医书呢?作者在此书凡例第六条中明确列出:此书收录方剂的原则:录其古方之精实切病者,可在古方后加注,但不录那些在古方中加一二味药自名一方者;对那些所谓治杂症奇病的秘方,凡其理不可解者不录;对方中有难得之药,或无人能识之药之方剂不录;对有飞炼、禁咒之方不录;对非救病之急剂的服食大方不录。由此可以看出作者完全着眼于临床应用,既规范了本书的内容,更为读者赢得了一份信任。

4. 师古不泥古,不但重方,而且重理

这是一部切合临床应用的方书,作者在撰著宗旨及全书的字里行间都强调着方与方、方与法、方与病因之间的辨证,及不断变化的动态关系,而且十分看重实践,指出:凡事最忌耳食,所谓道听途说也。并举例:"浮火者,当引火归原,乃指肾脏虚寒,火不能纳,非治实火及别脏之火也。如类中风用地黄饮子,乃治少阴纯虚之痱症,非治风火痰厥之中风也。如暑天用大顺散,乃治夏日贪冷中寒之症。非治暑热正病也。如大便不通用芦荟丸,乃治广肠坚结,诸药不效之病,非治津枯液燥之病也。"为读者的临床应用广开了思路。

三、如何学习和应用《兰台轨范》

1. 学习作者博览群书,善于结合临床总结切实可用之法的治学精神

这虽是一本很实用的临床用书,但每位读者都不只从中学到一病一方、一方一药的治病之本,更能从全书的博古通今、融会贯通中感觉到中医的精华源自历代历朝医学经典的总结,惟有广读医书,博采众方,才能总结出精华所在。从作者在医书中所选经

典看,不难悟出作者是从数万个方剂中选出这数百精方的,之所以我们今天可以说,这是读者学习和研究中医的重要参考书正源于此。从这本书中我们可以感到,自己是在前人的肩膀上攀登中医的学术高峰。因此这也是我们在学习《兰台轨范》这本书时,第一点应该感悟并认真学习的,就是这种治学精神。

2. 体会从实践中总结规律的认知方法

此书与同类、同时代的医书相比,其特点之一就是在名方名论之后多有注文,而注文又多有总结性、实践性和实用性。如作者在"思仙断续丸"之后总结曰:《黄帝内经》针痿之法,独取阳明,以阳明为诸筋总会也。而用药则补肾为多,以肾为筋骨之总司也。在痢疾门"干姜黄连黄芩人参汤"之后,作者也总结到:泻心汤以下四方,皆以黄芩为主,而因证加减,此痢疾之正方也。作者在痰饮门中引经典之后亦有总结,谈到:"温药和之,治饮总诀。""水在中当利小便,水在四肢当发汗,此亦总诀。""全部《内经》无一痰字,然世间痰饮之病最多,惟仲景大创厥论,而后万世治痰之法始备。"这些归纳总结均俱有很强的规律性,体现了作者善于从实践中总结规律的认知方法,而不再使对医书的学习限于一病一症,这种规律性的认知方法将会使学习提到一个新的高度,这也是我们学习《兰台轨范》的又一很重要的方面。

3. 强调学以致用,一切从临床实际出发

《兰台轨范》所列通治门,内科三十六门及五官、妇、儿的常见病,均体现着临床上最常见的各类疾病。各病先述病源,次辨病证,后述治法、处方,并各方多有附注,附注又为配合之旨与施用之宜,尤其在疑似之处,辨别清晰,较其余诸家方书只云主治某证,而不言其所以者,实为最大的不同之处。书中对鉴别病名、病证、方药、主治等项也极为注重。在辨证论治方面,主张先识疾病之所由生,再辨病状之所由异,然后考其治法。治疗上提倡一病必有主方,一方必有主药,或病名同而病因异,或病因同而病证异,则又名有主方、主药,千变万化之中实有一定不移之法。细细总结起来,提出了具体病证应具体分析,所有的理法方药、规律、

4

注文均源自临床实践,最后又落实到服务于临床。这也是我们学习、研究这本书应该有所体会的一方面。相信凡是读过本书的读者,不但能从书中内容学习到丰富的临床诊病经验,也能从书的字里行间悟出努力掌握中医精华的真谛。

希望大家喜欢这部书。

王咪咪

2007 年 1 月

整理说明

《兰台轨范》为清代著名医家徐大椿（灵胎）所著，距离现在不过200余年，故所存版本均保存完好。但因是书实用性强，流传广泛，版本甚多，既使将建国后出版的各种排印本除外，也有23种之多。

此次整理选择了最早版本：清乾隆二十九年洄溪草堂刻本。除最早版本外，在以后的各种版本中，有目录的放置及个别字词的异同，但均未有大的体例和内容变化，故此次是最大限度以原貌呈现给读者。

本次整理的主要方法：

1. 将原书的繁体竖排改为今天的简体横排。

2. 将各方中出现的"右"字改为"上"字。

3. 原书目录为全书前有总目，具体目录只在各卷前分别排列。为符合读者现在的阅读习惯，故去掉各卷前目录，总并于全书总目之后为八卷的总排细目。原书目录中有"汤方目"三字，但正文中无，此次整理，仍予保留，未予改动。

4. 书中刻写致误明显者，如将"成无己"写成"陈无己"，或异体字，整理时予以迳改，不出注。

5. 原书目录中有未录正文方名者，今据正文——补录，并不出注。正文中见某卷某论之方及无组成之方原书未见目录，此次未予改动，但见书后方剂索引。

6. 第四卷"痃疟"清脾汤一方无剂量，今据后世本补入，未出注。

自 序

　　欲治病者,必先识病之名,能识病名,而后求其病之所由生。知其所由生,又当辨其生之因各不同,而病状所由异,然后考其治之之法。一病必有主方,一方必有主药,或病名同而病因异,或病因同而病症异,则又各有主方,各有主药,千变万化之中实有一定不移之法。即或有加减出入而纪律井然,先圣后圣其揆一也。自南阳夫子以后,此道渐微,六朝以降,传书绝少。迨唐人《外台》、《千金》不过裒集古方,未能原本《内经》,精通病变。然病名尚能确指,药味犹多精切,自宋以还,无非阴阳气血、寒热补泻,诸肤廓笼统之谈。其一病之主方主药茫然不晓,亦间有分门立类,先述病原,后讲治法,其议论则杂乱无统,其方药则浮泛不经,已如云中望月,雾里看花,仿佛想像而已。至于近世,则惟记通治之方数首,药名数十种,以治万病。全不知病之各有定名,方之各有法度,药之各有专能,中无定见,随心所忆,姑且一试,动辄误人,余深悯焉。兹书之所由作也,本《内经》以探其源,次《难经》及《金匮》、《伤寒》以求其治。其有未备者,则取六朝唐人之方以广其法。自宋以后诸家,及诸单方异诀,择其义有可推,试多获效者附焉。庶几古圣治病之法尚可复睹,使学者有所持循,不至徬徨无措。至于推求原本,仍当取《内经》、《金匮》等全书。潜心体认,而后世之书亦当穷其流派,掇其精华,摘其缪误,而后此书之精意,自能融会贯通,而心有实获,则变化在我矣。

　　　　乾隆二十九年四月洄溪徐灵胎书于

　　　　　　　　　　　　　吴山之半松书屋

凡 例

——每病先叙病原，首《内经》，次《金匮》、《伤寒》，次《病源》、《千金》、《外台》，宋以后亦间有采者，前人已有之论，则后者不录。若一病之中为病不一，则即详著于总名之下，不复另立病名，方之次第亦然。

——一病必有一方，专治者名曰主方。而一病又有几种，每种亦各有主方，此先圣相传之法，莫之能易也。俱载本病之下，其有此病之主方，而他病亦可用者，则他病下只载方名并治法，注云见某病门，以便翻阅。

——专治一病为主方，如一方而所治之病甚多者，则为通治之方。先立通治方一卷，以俟随症捡用，变而通之。全在乎人，服食养生，皆在其中矣。

——《金匮》诸方非南阳所自造，乃上古圣人相传之方，所谓经方是也。此乃群方之祖，神妙渊微，不可思议。分载于各症之下，学者当深思熟识，以为准的。

——伤寒一科，宜将《伤寒论》诸条字字体认，其一百十三方亦当字字参悟。余已将一百十三方编成类方一书矣。此书无病不载，岂可独遗伤寒，故略取六经主病之方，随症分录。其外诸方，兼治杂病者，俱分载各症条下。

盖伤寒诸方,当时本不专治伤寒,南阳取以治伤寒之变症耳。学者当合《金匮》、《伤寒》两书,相参并观,乃能深通其义,而所投辄效矣。

——后世诸方,其精实切病者,皆附于古方之后。其有将古方增减一二味,即另立方名者,殊属僭妄,盖加减之法,稍知医理者皆能之。若易一二味,即自名一方,则方名不可胜穷矣,今一概不录。或有杂药奇法,据称得之秘传而其理不可解,则有效有害皆未可知,一概不录。或方中有难得之药及无人能识之药,并违禁之药,如胎骨之类,一概不录。其有飞炼禁咒等方,既乏师承,又属渺茫,一概不录。至于大药重剂,药品既多,修治艰巨,此乃服食之大药,非救病之急剂,学者平时查考,以广见闻可也,一概不录。学务穷经,志切师古,不尚奇功,只求实效,此书之志,如是而已。

——凡事最忌耳食,孔子所谓道听而途说也。如治浮火者,当引火归元,乃指肾脏虚寒,火不能纳,非治实火及别脏之火也。如类中风用地黄饮子,乃治少阴纯虚之痱症,非治风火痰厥之中风也。如暑天用大顺散,乃治夏日贪冷中寒之症,非治暑热正病也。如大便不通用芦荟丸,乃治广肠坚结,诸药不效之病,非治津枯液燥之病也。虚劳用建中汤,乃治阳虚脉迟之症,非治阴虚火旺之症也。近人耳闻有此数方,并不细审病因,罔然施用,受祸必烈。集中俱为标出,此外不止一端,学者所当痛省。

——通天地人谓之儒,百家艺术,皆士大夫所宜究心,况疾病乃身命所关,岂可轻以委人?此集溯本穷流,简括明白,人人易晓,病者医者,对症寻方,互相考证,则是非立辨,不致以性命轻掷,未始非卫生之一助云。

总 目

总　目

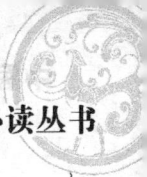

目录

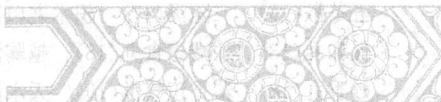

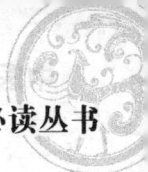

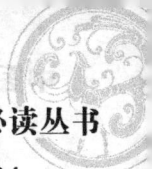

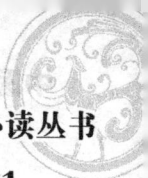

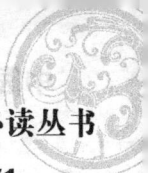

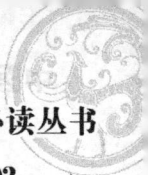

12

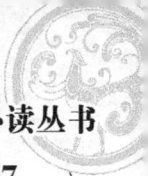

目

录

兰台轨范 卷一

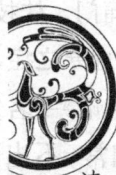

清·吴江徐灵胎洄溪　著
男　爔鼎和　校

通　治　方

虽云通治,亦当细切病情,不得笼统施用也。

　　小建中汤《金匮》　虚劳里急悸衄,腹中痛,梦失精,四肢酸疼,手足烦热,咽干口燥,此汤主之。

　　桂枝三两,去皮　甘草三两,炙　大枣十二枚　芍药六两　生姜三两　胶饴一升

　　上六味,以水七升煮取三升,去滓内胶饴,更上微火消解,温服一升,日三服。此方治阴寒阳衰之虚劳,正与阴虚火旺之病相反。庸医误用,害人甚多。此咽干口燥,乃津液少,非有火也。

　　黄芪建中汤《金匮》　虚劳里急,诸不足者主之。

　　于小建中汤内加黄芪一两半。余依前法。

　　大建中汤　治内虚里急少气,手足厥冷,小腹挛急,或腹满弦急,不能食,起即微汗,阴缩。或腹中寒痛不堪,口干精出。或手足乍寒乍热而烦冤,酸痛不能久立。

　　黄芪　当归　桂心　芍药　人参　甘草各一钱　半夏炮　黑附子炮,各二钱半

1

上药每服五钱,加姜三片,枣二枚,煎服。此非金匮大建中汤,金匮方入腹痛门。桂枝去皮即桂心,非近时所用之肉桂心也。此方兼治下焦虚寒之症,不但建立中宫。

炙甘草汤《伤寒论》一名复脉汤 治虚劳不足,汗出而闷,脉结悸,行动如常,不出百日。危急者十一日死。

甘草四两,炙 桂枝 生姜各三两 麦门冬半斤 麻仁半斤 阿胶 人参各二两 大枣三十枚 生地黄一斤

上九味,以酒七升、水八升,先煮八味,取三升,去滓,内胶消尽,温服一升,日三服。此治血脉空竭方。用酒所以和血脉。凡脉见结悸者,虽行动如常,亦不出百日必死。若复危急,不能行动,则过十日必死。语极明白,从前解者多误。

八味地黄丸崔氏 虚劳腰痛,少腹拘急,小便不利者主之。又妇人病饮食如故,烦热不得卧而反倚息者,此名转胞,不得溺也。以胞系了戾,故致此病,但利小便则愈,此亦主之。

干地黄八两,九蒸为度,捣膏 干山药 山萸肉各四两 丹皮 白茯苓 泽泻各三两 桂枝 附子各一两

上八味为末,炼蜜丸如桐子大,酒下十五丸,日再服。此方亦治脚气,乃驱邪水以益正水之法也。此方专利小便,水去而阴不伤,扶阳而火不升,制方之妙,固非一端。但近人以此一方,治天下之病,则又大失此方之义也。

资生肾气丸 治肺肾虚,腰重脚轻,小便不利,或肚腹肿胀,四肢浮肿,或喘急痰盛,已成蛊症。

于前八味丸加车前子、牛膝各一两。余依前法。

六味地黄丸钱氏 治肾阴不足,发热作渴,小便淋闭,气壅痰嗽,头目眩晕,眼花耳聋,咽干舌痛,齿牙不固,

2

腰腿痿软,自汗盗汗,便血诸血,失音,水泛为痰,血虚发热等症。于前方去肉桂、附子。余依前法。此方钱氏专治小儿。

当归生姜羊肉汤《金匮》 治产后腹中疞痛,并治腹中寒疝,虚劳不足。

当归三两　生姜五两　羊肉一斤

上以水八升,煮取三升,温服七合,日三服。若寒多者,加生姜一斤。痛多而呕者,加陈皮二两,白术一两。如加生姜等者,亦加水五升,煮取三升二合服之。精不足者,补之以味,此方是也。

竹叶石膏汤《伤寒论》 治伤寒解后,虚羸少气,气逆欲吐者。

竹叶二把　石膏一斤,碎　半夏半斤,洗　人参三两甘草二两,炙　麦门冬一升,去心　粳米半升

上七味,以水一斗煮取六升,去滓,内粳米,煮米熟汤成,去米,温服一升,日三服。《集验》载此方,加生姜,治呕最良。此治三阳余热未尽,凡大病之后,必有留热,总宜清解。后人俱概用峻补,以留其邪,则元气不能骤复,愈补愈虚矣。亦治伤暑发渴、脉虚。暑病有虚热者宜之。若吐逆瞀乱之症,则大误矣。

脾约丸《金匮》 即麻仁丸 治肠胃热燥,大便秘结。

麻仁五两,另研　大黄一斤,蒸焙　厚朴姜炒　枳实麸炒　芍药炒,各五两　杏仁五两半

上为末,蜜丸梧子大,临睡用白汤送下二十丸,大便利即止。此润肠之主方。

四君子汤 治面色痿白,言语轻微,四肢无力,脉来虚弱者。若内伤虚热,或饮食难化,须加炮姜。

人参　白术　茯苓　甘草各二钱

上加姜枣,水煎服。此补脾之主方。

五味异功散钱氏　调理脾胃。

于四君子汤加陈皮一钱,为末,每服二钱,白汤调服。

七味白术散　治一切吐泻、烦渴、霍乱,虚损气弱,保养衰老,及治酒积呕哕。

于四君子汤加藿香半两,葛根一两,木香二钱半,为末,每服二钱,白汤调下。

六君子汤　治气虚有痰,脾虚膨胀。

即前方加陈皮、半夏,余依前法。更加藿香、砂仁,为香砂六君子汤。

独参汤　治元气大虚。昏厥脉微欲绝。及妇人崩产脱血、血晕。

人参分两随人随症

上一味,须上捡者,浓煎顿服。待元气渐回,随证加减。此一时救急之法,服后即当随症用药。

参附汤　治阴阳血气暴脱证。

人参一两　附子制,五钱

上加姜枣,水煎服。此亦急救之方。本方去人参,加黄芪,名芪附汤。

保元汤

黄芪三钱　人参二钱　甘草一钱　肉桂春夏二三分,秋冬六七分

上四味水煎服。气血虚寒者用之,纯虚寒之痘症亦用。此乃宋以后之方,故肉桂止用二三分,以为气分引药,乃厚桂非桂枝也。

生脉饮《医录》 治热伤元气，气短倦怠，口渴出汗。

人参五钱 麦门冬 五味子各三钱

上三味，水煎服。此方伤暑之后，存其津液。庸医即以治暑病，误甚，观方下治症，并无一字治暑邪者。此即于复脉汤内取参、麦二味，以止汗，故加五味子。近人不论何病，每用此方收住邪气，杀人无算。

归脾汤《济生》 治思虑伤脾；或健忘仲征，惊悸盗汗，寤而不寐；或心脾作痛，嗜卧少食，及妇女月经不调。

人参 龙眼肉 黄芪各二钱半 甘草五分 白术二钱半 茯苓二钱半 木香五分 当归 酸枣仁炒，研 远志各一钱

上加姜三片，水煎服。补脾有二法：一补心以生脾血；一补肾以壮脾气。此方乃心脾同治之法。补后天以生血，即所以调经。

补中益气汤东垣 治阴虚内热，头痛口渴，表热自汗，不任风寒，脉洪大，心烦不安，四肢困倦，懒于言语，无气以动，动则气高而喘。

黄芪炙 人参 云术炒，各一钱五分 甘草炙，一钱 陈皮五分 当归一钱 升麻 柴胡各五分

上八味，加生姜三片，大枣二枚，水煎温服。东垣之方一概以升提中气为主。如果中气下陷者，最为合度。若气高而喘，则非升柴所宜，学者不可误用也。

虎潜丸丹溪 治肾阴不足，筋骨痿，不能步履。

龟版 黄柏各四两 知母 熟地各三两 牛膝三两五钱 锁阳 虎骨 当归各一两 芍药一两五钱 陈皮七钱五分 冬月加熟姜五钱

上为丸，煮羯羊肉，捣为丸，桐子大，淡盐汤下。痿症

皆属于热,经有明文,此方最为合度,后人以温补治痿则相反矣。痿症又有属痰湿风寒外邪者,此方又非所宜。

资生丸　治妇人妊娠三月,脾虚呕吐,或胎滑不固,兼丈夫调中养胃,饥能使饱,饱能使饥,神妙难述。

人参三两　茯苓二两　云术三两　山药二两　薏仁一两半　莲肉二两　芡实一两半　甘草一两　陈皮　麦蘖神曲各二两　砂仁一两半　白豆蔻八钱　桔梗一两　藿香一两　川黄连四钱　白扁豆　山楂各一两半

上十八味为细末,炼蜜丸弹子大,每服二丸,米饮下。此方治怀孕气阻用,兼消兼补之法,意亦可取。今人不论何因,为总治脾胃之药,则失制方之义矣。药味太杂,全无法度,姑存之以备一格。

龟鹿二仙胶　大补精髓,益气养神。

鹿角血者十片　龟版自败者五斤　以上二味另熬膏　枸杞子甘州者三十两　人参十五两

上用铅坛如法熬胶,初服酒化一钱五分,渐加至三钱,空心下。精不足者,补之以味,而龟鹿又能通督任,填补之法,此为最稳。

三才封髓丹《宝鉴》　除心火,益肾水,滋阴养血,润补不燥。

天冬　熟地　人参各五钱　黄柏三两　砂仁一两甘草炙,七钱

上为末,面糊丸梧子大,每服五十丸,用苁蓉半两切作片,酒浸一宿,次日煎三、四沸,空心食前送下。此补阴气之方,虚人、老人便结者为宜。

七宝美髯丹邵应节　补肾气,乌须发,延年益寿。

　　何首乌赤白雌雄各一斤　　牛膝八两,以何首乌先用米泔水浸一日,以竹刀刮去粗皮,切作大片,用黑豆铺甑中一层,即铺何首乌一层,每铺豆一层即铺牛膝一层,重重相间,上铺豆复之,以豆熟为度,去豆晒干,次日如前用生豆蒸,如法蒸七次,去豆用。　　破故纸半斤,酒浸洗净,用黑芝麻同炒,无声为度,去芝麻。　　当归半斤,去头尾酒洗　　白茯苓半斤,用人乳拌浸透,晒干,蒸　　赤茯苓半斤,黑牛乳浸,晒干,蒸　　菟丝子半斤,酒浸一宿,洗,晒干,蒸晒三次　　枸杞子半斤,去蒂枯者

　　上共为末,蜜丸龙眼大,每日空心嚼二三丸。温酒或米汤、白盐汤皆可下。制法不可犯铁器。此补肾血之方。

　　无比山药丸《千金》　　治丈夫久虚百损,五劳七伤,头痛目眩,支厥,或烦热,或脾疼,腰髋不随,饮食不生肌肉,或少食而胀满,体无光泽,阳气衰绝,阴气不行。

　　熟地酒浸　　赤石脂　　巴戟去心　　茯苓　　牛膝酒浸　　山茱萸肉　　泽泻各三两　　干山药二两　　五味子六两　　肉苁蓉酒浸,四两　　菟丝子　　杜仲炒,各三两

　　上药炼蜜丸桐子大,每服二十丸至三十丸,食前温酒或米饮下。服七日后,令人身健体润,面光音响为验。此药通中入脑,鼻必酸疼,勿怪。此收摄肾气之方,最为稳妥。

　　还少丹杨氏　　大补心肾。脾胃虚寒,饮食少思,发热盗汗,遗精白浊,及真气亏损,肌体羸瘦,肢节倦怠等症。

　　山药　　牛膝　　远志　　山萸肉　　茯苓　　五味子　　楮实子　　巴戟酒浸去心　　肉苁蓉酒浸一宿　　石菖蒲　　杜仲姜汁酒同拌炒　　茴香各一两　　枸杞子　　熟地各二两

　　上共为细末,炼蜜同枣肉为丸梧子大,每服三十丸,温酒或盐汤下,日三服。此交通心肾之方。

羊肾丸 治肾劳虚寒,面肿垢黑,腰脊引痛,屈伸不利,梦寐惊悸,小便不利。

熟地　杜仲　菟丝子另研　石斛　黄芪　续断　肉桂　牛膝　磁石煅,醋淬　沉香　五加皮　山药炒,各一两

上为末,雄羊肾两对,以葱椒酒煮烂,入少酒糊杵丸梧子大,每服七十丸,空心盐汤送下。此降纳肾气之方。

羊肉粥方《养老书》　治老人虚损羸瘦,助阳壮筋骨。

羊肉二斤　黄芪一两,生用　人参二两　白茯苓一两　大枣五枚　粳米三合,加生姜少许尤佳。入核桃去膻气亦可。

上先以肉去脂皮,取精膂肉,留四两,细切,余一斤十二两,以水五大盏,并黄芪等煎取汁三盏,去滓,入米煮粥,临熟下切生肉更煮,入五味调和,空心服之。此古人服食之方也。

三才丸洁古　治脾肺虚咳嗽。

人参　天门冬　地黄各等分

上为末,炼蜜丸,空心服。此方与嗽症非宜,必上下纯虚而不嗽者可用。

天王补心丹《道藏》　治心血不足,神志不宁,津液枯竭,健忘怔忡,大便不利,口舌生疮等症。

人参　白茯苓　元参　桔梗　远志各五钱　当归　五味子　麦冬　天冬　丹参　酸枣仁各一两　生地四两　柏子仁一两

上为末,炼蜜丸如椒目大,白汤下。此养心之主方。一方有石菖蒲四钱,无五味子。一方有甘草、川连。

秘方补心丸 治心虚手振。

当归一两五钱　川芎　粉甘草各一两　生地一两半
远志二两半　枣仁炒　柏子仁去油,各三两　人参　胆星
朱砂另研,各五钱　金箔二十片　麝香一钱　琥珀三钱　茯
苓七钱　石菖蒲六钱

上为末,饼糊丸绿豆大,朱砂为衣,每服七、八十丸。
吐津咽下,或姜汤送下。此心神恍惚而有痰者宜之。

黑地黄丸　治阳盛阴衰,脾胃不足,房室虚损,形瘦
无力,面多青黄而无常色,此补肾益胃之剂也。

苍术一斤,油浸　熟地一斤　五味子半斤　干姜秋冬
一两,夏五钱,春七钱

上为末,枣肉丸梧子大,食前米饮服百丸。治血虚久
痔甚妙。按:此治脱血脾寒之圣药,干姜当泡淡,炒黑用。

元精丹　北方黑气入通于肾,开窍于二阴。藏精于
肾,味咸,其类水,其病在骨,此药主之。

血余自己发,及父子一本者,及小壮男女发。捡去黄白色
者,用灰汤洗二三次,以大皂角四两捶碎煮水洗净,务期无油气为
佳。将发扯断晒干,每洗发一斤,用川椒四两捡去梗核,于大锅内
发一层,椒一层,和匀以中锅盖盖,盐泥固济,勿令泄气,桑柴火慢
煮三炷香即退火,待令取出,约重四两有余,于无风处研为细末。
何首乌制法如前七宝美髯丹法,取净末一斤　黑芝麻九蒸九
晒,取净末八两　女贞实四两　破故纸炒,取净末四两　生
地酒浸杵膏入药　熟地同上制,各八两　旱莲草　桑椹各取
净汁熬膏,各四两　胡桃仁二两,研膏　胶枣二两,研膏　槐
角子入牛胆内百日,四两

上以药末和诸膏和匀,加炼蜜一斤,入石臼杵千余
下,为丸梧子大,每服六十丸,空心,用首乌酿酒二三杯送

下,日三服。诸品皆色黑之药,专补肾血,此治便后脱血之神方也。

青州白丸《局方》 治一切风。及小儿惊风,妇人血风,大人头风。

南星三两 白附子二两 半夏七两 川乌半两,各生用

上为细末,放磁器中,日晒夜露,春五夏三秋七冬十日,糯米粉煮粥丸,姜汤下。风症温酒下,惊风薄荷汤下。此四味宜水研,取浆澄粉,晒露七日,去水作丸。此治风痰之要药也。

指迷茯苓丸 治中脘留伏痰饮,臂痛难举,手中不得转移。

茯苓二两 半夏一两 枳实半两,炒 风化硝二钱半

上为末,姜汁和丸桐子大,每服三十丸,姜汤下。按方极和平,而义精效速,方内半夏宜生研,澄粉用。

威喜丸《局方》 治饮食积滞,虫痞胀满,久痢久疟,沉冷积塞。

广木香 肉豆蔻各四钱 干姜炮炒,二钱五分 巴豆二十粒,去皮心及油,炒研 杏仁四十粒,去皮尖研 百草霜五钱,加茯苓亦可

上前四味为末,入百草霜同研,后入杏仁、巴豆霜研,黄蜡一两五钱,酒煮一时,去酒,将蜡入麻油七钱溶化,拌药研匀,乘热丸如绿豆大,每服二三十丸。用黄蜡之义最精。凡治积,新病宜急下;久病宜缓下。此方治久患寒积之症,乃缓下法也。

灵砂《局方》 治上盛下虚,痰涎壅盛,最能镇坠。升降阴阳,和五脏,助元气。

水银一斤　硫黄四两

上二味用新铁铫炒成砂子,或有烟焰,即以醋洒,候研细,入水火鼎,醋调赤石脂封口,铁线扎缚,晒干,盐泥固济,用炭二十斤煅如鼎子烈,笔醮赤石脂频抹其处,火尽为度。经宿取出,研为细末,糯米糊为丸如麻子大,每服三丸,空心,枣汤、米饮、井花水、人参汤任下。量病轻重增至五七丸。此镇坠之药,若用黑锡丹,则此方可不备。

二神丸《本事方》　治腰痛肾虚,全不进食。

破故纸四两,炒　肉豆蔻二两,生

上为末,用大枣四十枚、生姜四两同煎糜烂,去姜枣核皮研膏,入药末丸,盐汤下。此治肾家有寒湿之方。本方加五味子、吴茱萸各二两,为四神丸。

导赤散钱氏　治心热,口糜舌疮,小便黄赤,茎中作痛,热淋不利。

生地　木通　甘草稍各等分

上三味,水煎服。此泻心火从小肠中出也。

亡血脱血方《千金翼》　治亡血脱血,鼻头白色,唇白,去血无力者。

生地黄十斤

上一味捣,以酒一斗绞取汁,令极尽,去渣,微火煎减半,内白蜜五升,枣膏一升,以搅之勿止,令可丸。酒服如鸡子一丸,日三。久服不已,老而更少,万病除愈。《千金》又以此二味加阿胶、甘草。作煎服,亦可用。

当归补血汤《宝鉴》　治男妇血虚,似白虎证。肌热面赤,烦渴引饮,脉来洪大而虚,重按则微。

当归二钱　黄芪一两

上二味水煎服。此补表血之方。

益血润肠丸 治津液亡,大肠秘,老人、虚人皆可服。并祛风养血。

熟地六两 杏仁炒 麻仁各三两,以上三味俱捣膏 枳壳 当归 橘红净,各二两五钱 阿胶 肉苁蓉各一两半 苏子 荆芥各一两

上为末,以前三味膏同杵千余下,仍加蜜丸梧子大,每服五、六十丸,空心白汤下。此脾约丸之变法。

芎归胶艾汤《金匮》 妇人有漏下者;有半产后因续下血不绝者;有妊娠下血者;假令妊娠腹中痛,为胞阻。胶艾汤主之。

芎䓖 阿胶 甘草各二两 艾叶 当归各三两 芍药四两 干地黄六两

上六味,水五升,清酒三升,合煮取三升,去渣,内胶令消尽,温服一升,日三服。不差更作。

四物汤《局方》 治一切血热、血虚、血燥诸证。

当归 熟地各三钱 川芎一钱五分 白芍二钱,酒炒

上四味水煎服。此血病之主方。

八珍汤 治心肺虚损,气血两虚。

即四君子汤合四物汤。余依上法。

十全大补汤《局方》 治男子、妇人诸虚不足,五劳七伤,不进饮食,久病虚损,时发潮热,气攻骨脊,拘急疼痛,夜梦遗精,面色萎黄,脚膝无力。

即八珍汤加桂心、陈皮。

人参养荣汤《局方》 治脾肺俱虚,发热恶寒,肢体瘦倦,食少作泻。

人参　白术　茯苓　甘草　黄芪　陈皮　当归各一钱　熟地七分半　白芍一钱半　桂心一钱　远志五分　五味子七分半

上十二味，加姜三片，大枣二枚。此即十全大补汤去川芎，加五味、远志、黄芪以生心血。

柴胡四物汤《保命》　治日久虚劳，微有寒热，脉沉而数。

川芎　当归　白芍　熟地各一钱五分，当用生地　柴胡一钱　人参　黄芪　甘草　半夏各三钱

上为末，水煎服。柴胡加入补药，俱不相合，独此为宜。柴胡疏通少阳，调和营卫，非专于散风也。

菟丝子丸《和剂》　治肾气虚损，五劳七伤，脚膝酸疼，面目黧黑，目眩耳鸣，心冲气短，时有盗汗，小便数滑。

菟丝子　鹿茸酥炙去毛　泽泻　石龙芮去土净，再用水洗　桂枝　附子各一两　石斛　熟地　茯苓　牛膝酒浸，焙　山萸肉　续断　防风　杜仲　肉苁蓉酒浸，焙　补骨脂酒炒　荜澄茄　巴戟　沉香　茴香炒，各七钱五分　五味子　川芎　桑螵蛸酒浸，炒　覆盆子各五钱

上为细末，酒煮面糊为丸梧子大，每服三十丸，温酒下，或盐汤下。此等方不过阴阳兼补之法，泛而无统，近时补剂尽如此，然能多而不杂，尚属可取。

苁蓉菟丝子丸　此方不寒不热，助阴生子。

肉苁蓉一两三钱　覆盆子　蛇床子　川芎　当归　菟丝子各一两二钱　白芍一两　牡蛎盐泥固煅　乌鲗鱼骨各八钱　五味子　防风各六钱　艾叶三钱　条芩五钱

上为末，炼蜜丸如梧子大，每服三四十丸，盐汤下。

早晚皆可服。此乃妇人温经之主方也。

饵术方《千金翼》

生术削去皮，炭火急炙令熟，空肚饱食之。全无药气，可以当食，不假山粮，得饮水神。秘之勿传。真于术尤佳，此服食之方也。

服牛乳方《千金翼》 能补虚破气。

牛乳三升 荜茇半两，末之绵裹

上二味于铜器中，水三升和乳合煎，取三升顿服，日三。七日除一切气。

生地黄煎《外台》 主补虚损，填骨髓，长肌肉，去客热。

生地汁五升 枣膏六合 白蜜七合 酒一升 牛酥四合 生姜汁二合 紫苏子一升，以酒一升绞取汁 鹿角胶四两，炙末

上煎地黄等六味汁，三分减一，内蜜，调入胶末，候煎成，以器盛之，酒和服。

阿伽陀药《千金翼》 主诸种病及将息服法。久服益人，神色无诸病方。此等即所谓海上奇方，如紫金锭之类。其所治之症，皆与本草不相合。而确有神验，真不可思议也。

紫檀用苏木亦可 小蘗一名山石榴 茜草 郁金 胡椒各五两

上为末，水和内臼中，更捣一万杵，丸好阴干用。

诸咽喉口中热疮，以水煮升麻汤，下桐子大一丸，旦服之。诸面肿心闷，因风起者，煮防风汤，服一丸。诸四体酸疼，或寒或热，麻黄汤一丸。诸𪏪下部有疮，吞一丸，又煮艾槐白皮汤，研一丸灌下部。诸卒死，冷水服二丸。

诸被压,捣,当心带一丸。又水研一丸,三服。诸被蛇及恶兽等毒,以麝香如相思子,研药一丸服。并以紫檀磨汁,和药涂患处。诸被鬼挠乱,失心癫狂,艾汁下。如无青艾,干艾取汁亦可,并随身带一丸。诸传尸,水磨雄黄下。诸消渴,朴硝汤下。诸淋,水服二丸。诸疔肿,元参汤下。诸卒胸膈热,苦竹叶汤下。诸难产,以荪蒋二匕,水煮服一丸,姜黄亦得。诸热疮,大黄取汁服。又以大黄和药调涂。诸吐血,若因热吐者,服之便差;因冷吐者,菖蒲汁下。诸鼻中血,刺蓟汁下,并研灌鼻。诸噎病,瓜蒌汁下。诸赤白带下,以丹皮、刺蓟根各二分煮服。[后补法]以地榆、桑螵蛸一云桑耳各二分,水二升煮取一升,分作二服。取汁一合,研药一二丸服之。诸药毒恶忤,研服。恶疟,恒山汤下。瘟疫时气,元参汤下。诸蛊疰湿,及心风心惊,战悸多忘,恍惚呕吐。黄疸,失音风痫,脐下绞痛,霍乱吐痢,小儿惊啼,产后血结,并宜服之。

玉屏风散《得效》　治风邪久留而不散者。自汗不止者亦宜。

防风　黄芪　白术各等分,或加炒糯米

上为细末,酒调服。此能固表,使风邪不易入,加牡蛎名白术散。

盗汗方《外台》

麻黄根　牡蛎各三钱　黄芪　人参各三两　龙骨枸杞根　白皮各四两　大枣七枚

上以水六升,煮取二升五合,分六服。

止汗红粉

麻黄根　牡蛎煅,各一两　赤石脂　龙骨各五钱上为末,以绢袋盛贮,如扑粉用之。

当归六黄汤 治阴虚有火,盗汗发热。

当归 生地 熟地 黄芩 黄连 黄柏等分 黄芪加倍

上水煎服。凡止汗方内,俱可加浮麦、大枣。

麦门冬汤《三因》 治漏气。因上焦伤风,开其腠理,上焦之气慓悍滑疾,遇开即出,经气失道,邪气内著,故有是症。

麦冬 生芦根 竹茹 白术各五钱 甘草炙 茯苓各二两 人参 陈皮 萎蕤各三两

上九味,每服四钱,姜五片,陈米一撮煎,热服。不论冬夏,头汗自出谓之漏风,俗名蒸笼头。

二贤散 治积块,进饮食。

橘红一片 甘草四两 盐五钱

上以水煮烂,晒干为末,淡盐汤下。有块加姜黄半两,同前药煮。气滞加香附二两,另入。噤口痢加莲肉二两。

逍遥散《局方》 治肝家血虚火旺,头痛目眩,颊赤口苦,倦怠烦渴,抑郁不乐,两肋作痛,寒热,小腹重坠,妇人经水不调,脉弦大而虚。

芍药酒炒 当归 白术炒 茯苓 甘草炙 柴胡各二钱

本方加丹皮、栀子,即加味逍遥散。加煨姜三片,薄荷少许煎服。此疏达肝脾之方。

平胃散东垣 治湿淫于内,脾胃不能克制,有积饮痞膈中满者。

苍术五斤，米疳浸七日　陈皮去白　厚朴各三斤，姜汁炒　甘草三十两，炙

上为末，每服二钱，姜汤下，日三服。或水煎，每服五钱。如小便赤涩，加茯苓、泽泻。米谷不化，饮食伤多，加枳壳。胃中气不快，心下痞气，加枳壳、木香。心下痞闷腹胀者，加厚朴，甘草减半。遇夏加炒黄芩。遇雨水湿润时加茯苓、泽泻。如有痰涎，加半夏、陈皮。咳嗽，饮食减少，脉细，加当归、黄芪。脉洪大缓，加黄芩、黄连。大便硬，加大黄三钱，芒硝三钱，先嚼麸炒桃仁烂，以药送下。本方加皂矾，即皂矾平胃丸。消食积虫瘀。

五苓散《金匮》　治瘦人脐下有悸，吐涎沫而癫眩，此水也，此方主之。此乃散方，近人有以作汤，往往鲜效。

泽泻一两一分　猪苓去皮　白术　茯苓各三分　桂二分，去皮

上五味为末，白饮服方寸匕，日三服。多饮暖水，汗出愈。《伤寒论》以此方治太阳表里未清之症，所谓表里者，经与府也。故此方为利膀胱水道之主药。

二陈汤《局方》　治肥盛之人，湿痰为患，喘嗽胀满。
半夏制　茯苓各三钱　陈皮二钱，去白　甘草一钱
上四味，加姜三片，水煎服。

枳术丸　治痞积消食，强胃。《金匮》名枳术汤，治心中坚大如盘。
枳实一两　白术二两
上用荷叶裹，烧饭为丸桐子大，每服五十丸。加木香、砂仁，即香砂枳术丸。方本《金匮》，张洁古变其法成丸。

泻黄散　治脾胃伏火，口燥唇干，口疮口臭，烦渴。

藿香七钱　山栀一两　甘草二两　防风四两

上四味,同蜜酒炒为末,每二钱煎服。其妙在用蜜酒炒。

保和丸丹溪　治食积酒积。

山楂二两　半夏姜制　橘红　神曲　麦芽　茯苓各一两　连翘　莱菔子炒　黄连各半两

上为末,水丸,加白术二两,名大安丸。此治脾胃湿火阻气之方。

加减思食丸　治脾胃俱虚,水谷不化,胸膈痞闷,腹胁时胀,时减嗜卧,口苦无味,虚羸少气,胸中有寒,饮食不下,反胃恶心,及病后心虚,不胜谷气,食不服常,并宜服之。

神曲炒黄　麦芽炒黄,各二两　乌梅四两　干木瓜半两　白茯苓　甘草炒,各二钱半

上为末,蜜丸樱桃大,每服一丸,细嚼白汤送下。如渴时噙化一丸。此收纳胃气之方,用乌梅、木瓜甚巧。

越鞠汤丸丹溪　治一切湿、痰、食、火、气、血诸郁。

香附　苍术　抚芎各二两　神曲　山栀仁各一两

上以水煎服,或作丸绿豆大,每服百丸,白滚汤下。

四磨饮《济生》　治七情伤感,上气喘急,胸膈不快,妨闷不食。

人参　槟榔　沉香　天台乌药

上四味,各浓磨水,取七分,煎三五沸,空心温服。浓汁使药存留胸中,不即下达,亦古制方之法也。

妙香丸《局方》　治时疾伤寒,解五毒,治潮热积热,及小儿惊痫百病。

巴豆三百十五粒,去壳、心膜,炒熟研。按:巴豆太多宜酌减。　牛黄研　龙脑研　腻粉　麝香研,各三两　辰砂研,飞,九两　金箔研,九十片

上合研匀,炼黄蜡六两,入白蜜三分,同炼匀为丸,每两作三十丸。如治潮热积热,伤寒结胸发黄,狂走燥热,口干面赤,大小便不通,大黄炙甘草汤下一丸。毒痢下血,黄连汤调腻粉少许。如患酒毒、食毒、茶毒、气毒,风痰伏痞吐逆等症,并用腻粉、龙脑、米饮下。中毒吐血,闷乱烦躁欲死者,用人血下立愈。小儿百病惊痫,急慢惊风,涎潮搐搦,用龙脑、腻粉、蜜汤下绿豆大二丸。诸积食积,颊赤烦躁,睡卧不宁,惊哭下痢,并用金银薄荷汤下。更量岁数加减,如男妇因病伤寒时疾,阴阳气交结,伏毒气胃中,喘燥眼赤潮发,经七八日至半月日未安,医所不明,证候脉息交乱者,可服一丸,或分作三丸亦可。并用龙脑、腻粉、米饮调下一服取转。下一切恶毒涎并药丸泻下。如要药即行,用针刺丸一孔,冷水浸少时服之。其效更速。凡用蜡丸之药,既不可化开服,则三分一丸之大丸不能下咽,宜作一分一丸之小丸,每服三丸为妥。

藿香正气散《局方》　治外受四时不正之气,内停饮食,头痛寒热,或霍乱吐泻,或作疟疾。

厚朴　陈皮　桔梗　半夏各二两　甘草一两,炙　大腹皮换槟榔亦可　白芷　茯苓　苏叶各三两　藿香三两

上十味,加姜、枣水煎,热服。此方可治时疫。

天水散河间　一名益元散,一名六一散　治夏时中暑,热伤元气,内外俱热,无气以动,烦渴欲饮,肠胃枯涸者。又能催生下乳,积聚水畜,里急后重,暑注下迫者宜之。

桂府滑石六两,水飞　甘草一两　辰砂三钱

上为细末,新汲水一碗,调服三钱。滑利清凉,通达水道,而不伤阴,所以为佳。

二气丹《局方》　治内虚里寒,胸腹满痛,泄痢无度,呕吐自汗,小便不禁,阳气渐微,手足厥冷,及伤寒阴症,霍乱转筋,久下冷痢,少气羸困,一切虚寒痼冷。

肉桂　硫黄细研,各二钱半　干姜炮　朱砂另研,为衣,各二钱　黑附子制,五钱

上为末,面糊丸桐子大,每服三十丸,艾汤或盐汤下。此治下焦无阳,积寒犯肾之症。

泻白散钱乙　治肺热咳嗽。

桑皮炒　地骨皮各一两　甘草五钱

上为末,每服一二钱,入粳米百粒,水煎。此方能治肺中之饮。

三黄汤《本事方》　治三焦实热,一切有余火症,大便秘结者。

黄芩　大黄　黄连各等分

上三味,水煎服。

凉膈散《局方》　治心火上盛,中焦燥实,烦躁口渴,目赤头眩,口疮唇裂,吐血衄血,大小便秘,诸风瘛疭,发斑发狂,及小儿惊风,痘疮黑陷。

连翘四两　大黄酒浸　芒硝　甘草各二两　黄芩酒炒　薄荷　栀子各一两

上为末,每服三钱,加竹叶、生蜜煎。此泻中上二焦之火,即调胃承气加疏风清火之品也。

四物二连汤元戎　治血虚,五心烦热,昼则明了,夜

则发热。

当归　白芍炒　生地各一两　川芎七分　黄连炒,五分　胡黄连三分

上六味,水煎服。血中有实热,此方主之。

左金丸　治肝脏火实,左胁作痛。

黄连六两　吴茱萸一两,洗泡

上为末作丸。吴萸,仲景用以治呕逆吐涎等症。胁痛亦痰饮为害也。两胁皆属于肝,此方亦不专治左胁。

龙胆泻肝汤《局方》　治胁痛口苦,耳聋耳肿,筋痿阴湿,热痒阴肿,白浊溲血。

龙胆酒炒,三分　黄芩炒　栀子酒炒　泽泻一钱　木通　车前子各五分　当归二分,炒,酒洗　柴胡一钱　甘草　生地酒炒,各三分

上十味,水煎服。此泻中上焦之火,纯用苦味。

甘露饮《局方》　治丈夫小儿胃中客热,牙宣齿烂,目垂欲闭,饥不欲食,及目赤肿痛,口疮咽肿,疮疹已发未发。又疗脾胃湿热,醉饱房劳,黄疸腹满,或时身热,并宜服之。

枇杷叶　熟地　天冬　枳壳　茵陈　生地　麦冬　石斛　甘草炙　黄芩各等分

上为末,每服二钱,水一盏煎七分,去滓,食后临卧温服。《本事方》去麦冬,加犀角,名加减甘露饮。此乃以散作饮者。

清心莲子饮《局方》　治心虚有热,小便赤涩。

黄芩　麦门冬去心　地骨皮　甘草炙　车前子各半两　石莲肉去心　白茯苓去皮　黄芪蜜炙　人参各七钱半

兰台轨范　卷一

上剉散,每三钱,另用麦冬十粒,水煎八分,水中沉冷,空心服。发热加柴胡、薄荷。亦以散作饮者。

泻热栀子煎《外台》 治胆府实热,精神不守。

栀子二十一枚 竹茹一两 香豉六合 大青 橘各二两 赤蜜三合

上六味,以水六升煮取一升七合,去滓,下蜜再微煎二三沸,分再服。

大顺散《局方》 治胃暑伏热,引饮过多,脾胃受湿,水谷不分,霍乱呕吐,脏腑不调。

甘草三十斤,剉寸长 干姜 杏仁去皮尖 肉桂去粗皮,各四斤

上先将甘草用白砂糖炒,及八分黄熟,次入干姜同炒,令姜裂,次入杏仁,又同炒,候不作声为度。筛净后,入肉桂一处捣为散,每服二钱,水煎温服。如烦躁,井花水调下,不拘时。沸汤调亦得。此治暑天内伤冷饮之症,非治暑也。又甘草多于诸药八倍,亦非法。此等病百不得一,偶用之耳。而制药四十二斤,又止服二钱,其意何居? 其方本不足取,而后之庸医竟以此治燥火之暑病,杀人无算。故录此以证其非。

十精丸《元和纪用经》 又名保真丸

菟丝子人精长阴发阳,酒浸一宿,湿捣 甘菊花月精二味,春加一倍 五加皮草精益肌,去皮用 柏子仁木精明目通气,二味夏加 白术日精长肌肉 人参药精镇心疗惊痫,二味秋加 石斛山精治筋骨,如金钗者酥炙 鹿茸血精止腰痛,益精酥炙 肉苁蓉地精破癥消食,酒浸一宿,蒸用 巴戟天精治精冷益智。紫色者去心,酒浸一宿,四味冬加

上十味等分,随四季各加分两,为末,炼蜜丸梧桐子

大,空心温酒或盐汤下二十五粒至三十粒。忌牛肉、生葱。此世所谓丹药也,温平补益。

成炼钟乳粉《千金翼》 主五劳七伤,咳逆上气,治寒嗽,通音声,明目益精,安五脏,通百节,利九窍,下乳汁。益气补虚,疗脚弱冷疼,下焦伤竭,强阴。久服延年益寿,令人有子。

钟乳不拘多少

上取韶州钟乳,颜色明净光泽者,不拘多少。置钟乳于金银器中,即以大铛着水,沉金银器于铛中煮之,常令如鱼眼沸,水减即添。薄乳三日三夜,粗厚管者七日七夜。候乳色变黄白即熟,如疑生更煮,满十日最佳。出金银器中,更着清水更煮,经半日许即出之。水色清不变则止,即于瓷钵中用玉锤着水研之。每日着水搅令匀,勿使着锤钵,勿使纤尘入内,研觉干涩,即更添水,常令如稀米泔状,乳细者皆浮在上,粗者沉在下,复绕锤钵四边研之。状若乳汁,研指上如书中白鱼腻即成。澄取晒干,每服称半两,分为三服,用温酒调下,空腹服。更量病轻重,加减服之。亦可和为丸服之。此镇心强肾之圣药,唐人最重之。

玉霜圆《局方》 治真气虚惫,下焦伤竭,脐腹弦急,腰脚疼痛,精神困倦,面色枯槁。或亡血盗汗,遗沥失精,二便滑数,肌消阳痿。久服续骨联筋,秘精坚髓,安魂定魄,轻身壮阳。

白龙骨一斤,细捣罗,研,水飞三次,晒干,用黑豆一斗蒸一伏时,以夹袋盛,晒干 牡蛎火煅成粉 紫梢花如无以木贼代之,各三钱 牛膝酒浸,炙干秤 磁石醋淬,七次 紫巴戟穿心者 泽泻酒浸一宿,炙 石斛炙 朱砂研飞 肉苁蓉去皮酒浸一宿,炙干,各二两　茴香微炒　肉桂去皮,各一两　菟丝子酒浸一伏时,蒸,杵为末　鹿茸半两,酒浸一伏时,慢火炙脆　韭子微炒,五两　天雄十两,酒浸七日,掘一地坑,以炭烧赤速去火令净,以醋二升沃于坑,候干乘热便投天雄在内,以盆合土拥之经宿后,取出去皮脐。

上为细末,炼酒蜜各半,和圆如桐子大,每服三十丸,空心晚食前温酒下。按:此药涩精纳气,肾中阳虚者最宜,亦丹药也。

礞石滚痰丸《养生主论》　治实热老痰之峻剂,虚寒者不可用。

黄芩　大黄酒蒸,各八两　礞石一两,焰硝煅过,埋地内七日　沉香五钱,忌火

上四味为细末,水丸川椒大,量人大小用之。用温水一口送过咽,即仰卧,令药徐徐而下,半日不可饮食,勿起身行动言语,待药气自胃口渐下二肠,然后动作饮食,服后喉间稠黏,壅滞不快,此药力相攻,故痰气从上也。少倾药力至,而渐逐恶物入腹下肠,效如响应。下结痰之主方。

黑锡丹《局方》　治脾元久冷,上实下虚,胸中痰饮,或上攻头目,及奔豚上气,两胁膨胀,并阴阳气不升降,五种水气,脚气上攻。或卒暴中风,痰潮上膈等症。

沉香　附子　胡芦巴　肉桂各半两　茴香　破故纸　肉豆蔻　金铃子　木香各一两　黑锡　硫黄与黑锡结沙子,各三两

上为末同研,酒煮面糊为丸梧子大,阴干,以布袋擦令光莹,每服四十丸,姜汤下。此镇纳上越之阳气,为医家必

备之要药。按：黑锡成砂最难，加水银少许为妙。

龙脑鸡苏丸《局方》　治上焦热，除烦解劳，去肺热咳衄，血热惊悸，脾胃热，口甘吐血，肝胆热，泣出口苦，肾热，神志不定，上而酒毒膈热消渴，下而血滞五淋血崩。

薄荷一斤　生地另为末，六两　黄芩　新蒲黄炒　麦冬　阿胶炒　人参俱为末　木通　银柴胡各二两，木通沸汤浸一日夜，绞汁　甘草一两半　黄连一两

上为末，好蜜二斤，先煎一二沸，然后下生地末，不住手搅，时加木通、柴胡汁，慢火熬膏，勿令火紧。膏成，然后加药末和丸豌豆大，每服二十丸，白汤下。此方制法精妙。虚劳虚烦，栀子汤下。肺热，黄芩汤下。心热悸动恍惚，人参汤下。衄血吐血，麦冬汤下。肝热，防风汤下。肾热，黄柏汤下。已上并食后，临卧服。治五淋及妇人漏下，车前汤下。痰嗽者，生姜汤下。茎中痛者，蒲黄、滑石，水一钟调下。气逆，橘皮汤下。室女虚劳，寒热潮作，柴胡人参汤下。按：生地末不若鲜者一斤，同蜜熬成膏尤妙。此方能治血中之热，骨蒸病最宜。惟薄荷太多，宜减十分之九，想制方之人所用薄荷，乃他处之薄荷，非苏州之真龙脑也。真龙脑芳烈透脑，发泻太过，反有所害，故医者不可不知药也。

至宝丹《局方》　治中恶气绝，中风不语，中诸物毒，热疫烦躁，气喘吐逆，难产闷乱，死胎不下。以上并用童便一合，生姜自然汁三五滴和温，化下三丸至五丸神效。又治肝肺积热呕吐，邪气攻心，大肠风秘，神魂恍惚，头目昏眩，口干不眠，伤寒狂语，并治之。

生乌犀屑　生玳瑁屑　琥珀研　朱砂研，飞　雄黄研细，各一两　龙脑　麝香研，各一分　牛黄五钱，研　安息香

一两半,为末,酒研飞,净,一两,熬膏用水安息尤妙　银箔金箔各五十片,研细为衣

上将生犀、玳瑁为细末,入余药研匀,将安息香膏重汤煮,凝成后入诸药中,和搜成剂,丸如桐子大,用人参汤化下三丸至五丸。又治小儿诸痫,急惊心热,卒中客忤,不得眠烦躁,风涎搐搦,每二岁儿服二丸,人参汤下。《本事方》中多人参、南星、天竺黄。安神定魂必备之方,真神丹也。

苏合香丸《局方》　疗传尸骨蒸,殗殜肺痿,痊忤鬼气,卒心痛,霍乱吐利,时气瘴疟,赤白暴痢,瘀血月闭,痃癖丁肿惊痫,小儿吐乳,大人狐狸等疾。

苏合香油五钱,入安息香内　安息香一两,另为末,用无灰酒半斤熬膏　丁香　青木香　白檀香　沉香　荜茇香附子　诃子煨,取肉　乌犀镑　朱砂水飞,各一两　熏陆香　片脑研,各五钱　麝香七钱半

上为细末,入安息香膏炼蜜和剂,丸如芡实大,每四丸,空心用沸汤化下,温酒下亦得。此辟邪驱秽之圣方。惟冰麝太多,宜减大半。

琼玉膏申先生方　治虚劳干咳。

生地黄四斤,若取鲜生地汁须用十斤。白茯苓十二两白蜜二斤　人参六两,有加沉香、血珀粉各一钱五分

上以地黄汁同蜜熬沸,用绢滤过,将参、茯为细末,入前汁和匀,以磁瓶用绵纸十数层,加箬叶封瓶口,入砂锅内,以长流水没瓶颈,桑柴火煮三昼夜取出,换纸扎口,以蜡封固。悬井中一日取起,仍煮半日,汤调服。此方别本制法各殊,此为血症第一方。按:干淮生地四斤浸透,可取自然汁

一斤,若浙地则十斤只取自然汁一斤,须三十斤方可配诸药,故修合之法,当随时随地变通也。

大活络丹《圣济》 治一切中风瘫痪,痿痹痰厥,拘挛疼痛,痈疽流注,跌扑损伤,小儿惊痫,妇人停经。

白花蛇 乌稍蛇 威灵仙 两头尖俱酒浸 草乌 天麻煨 全蝎去毒 首乌黑豆水浸 龟版炙 麻黄 贯仲炙草 羌活 官桂 藿香 乌药 黄连 熟地 大黄蒸 木香 沉香以上各二两 细辛 赤芍 没药去油,另研 丁香 乳香去油,另研 僵蚕 天南星姜制 青皮骨碎补 白蔻 安息香酒熬 黑附子制 黄芩蒸 茯苓 香附酒浸,焙 元参 白术以上各一两 防风二两半 葛根 虎胫骨炙 当归各一两半 血竭另研,七钱地龙炙 犀角 麝香另研 松脂各五钱 牛黄另研 片脑另研,各一钱五分 人参三两

上共五十味为末,蜜丸如桂圆核大,金箔为衣,陈酒送下。顽痰恶风、热毒瘀血入于经络,非此方不能透达。凡治肢体大症,必备之药也。方书亦有活络丹,只用地龙、乳香等四五味,此乃治藜藿人实邪之方,不堪用也。

紫雪《局方》 疗脚气、口中生疮,狂易叫走,瘴疫毒疠卒死,温疟,五尸五注,心腹诸疾疠痛,及解诸热毒药,邪热卒黄等症,并解蛊毒鬼魅,野道热毒。又治小儿惊痫百病。

黄金一百两 寒水石 磁石 石膏 滑石各三斤

以上并捣碎,用水一斛煮至四斗,去滓入下药:羚羊角屑、犀角屑、青木香、沉香各五斤,丁香一两,元参、升麻各一斤,甘草八两,炙。

以上入前药汁中再煮,取一斗五升,去渣入下药:朴硝十斤,硝石四斤,二药入前药汁中,微火上煎,柳木篦搅不住手,候有七升,投在木盆中半日,欲凝入下药:麝香当门子一两二钱半,朱砂三两,二药入前药中搅调令匀,瓷器收藏,药成霜雪,紫色,水调下。按:二硝太多,当只用十分之一,则药力方厚。丁香用二两,余所合者皆然。方中黄金百两,以飞金一万页代之尤妙。邪火毒火穿经入脏,无药可治,此能消解,其效如神。

解毒万病丹一名紫金锭 治一切药毒。菰子、鼠莽、恶菌、疫死牛马、河豚等毒,及时行瘟疫,山岚瘴疟,缠喉风痹,黄疸赤眼,疮疖热毒上攻。或自缢溺水,打扑伤损,痈疽发背,鱼脐疮肿,百虫蛇犬所伤,男子妇人癫邪狂走,鬼胎鬼气,并宜服之。

山茨菰去皮洗净焙,二两 川文蛤一名五倍子,捶破,洗刮内桴,二两 千金子去壳,用纸包裹,换纸研数十次,去尽油,无油成霜,二两 麝香细研尽,三钱 红芽大戟洗焙,一两

上各研细末和匀,以糯米粥为剂,每料分作四十粒,于端午七夕重阳合。如欲急用,辰日亦得,于木臼中杵数百下。不得令妇人、孝服人、不具手足人及鸡犬之类见之。此秘药中之第一方也。用药之奇,不可思议,或加入朱砂、雄黄各五钱,尤效。

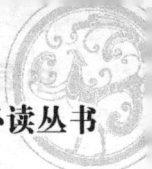

兰台轨范 卷二

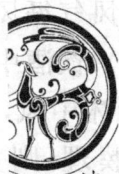

清·吴江徐灵胎洄溪 著
门人姜桂萼芳 校

风

《灵》《素》

《素问·风论》:黄帝问曰:风之伤人也,或为寒热,或为热中,或为寒中,或为疠风,或为偏枯,或为风也,其病各异,其名不同。或内至五脏六腑,不知其解,愿闻其说。岐伯对曰:风气藏于皮肤之间,内不得通,外不得泄,风者善行而数变,腠理开则洒然寒,闭则热而闷,其寒也则衰食饮,其热也则消肌肉,故使人怢栗而不能食,名曰寒热。风气与阳明入胃循脉而上,至目内眦。其人肥则风气不得外泄,则为热中而目黄。人瘦则外泄而寒,则为寒中而泣出。风气与太阳俱入行诸脉俞,散于分肉之间,与卫气相干,其道不利,故使肌肉愤䐜而有疡,卫风有所凝而不行,故其肉有不仁也。疠者有营气热胕,其气不清,故使鼻柱坏而色败,皮肤疡溃。风寒客于脉而不去,名曰疠风,或名寒热。以春甲乙伤于风者为肝风,以夏丙丁伤于风者为心风,以季夏戊己伤于邪者为痹风,以秋庚辛中于邪者为肺风,以冬壬癸中于邪者为肾风,风中五脏六腑之俞,亦为脏腑之风,各入其门户所中,则为偏风。风气循风府而上,则为脑风。风入系头,则为目风眼寒。饮酒中风,则为漏风。入房汗出中风,则为内风。新沐中风,则为首风。久风入中,则为肠风飧泄。外在腠理,则为泄风。故风者,百病之长也,至其变化,乃为他病也。肺风之状,多汗恶风,色骈然白,时咳短气,昼日则差,暮则甚,诊在眉上其色白。心风之状,多汗恶风,焦绝善怒吓,赤色,病甚则言不可快,诊在口,其色赤。肝风之状,多汗恶风,善悲色微苍,嗌干善怒,时憎女子,诊在目下,其色青。脾风之状,多汗恶风,身体怠惰,四肢不欲动,色薄微黄,不嗜食。诊在鼻上,其色黄,肾风之状,多汗恶风,面庞然浮肿,脊痛不能正立,其色炲,隐曲不利,诊在肌上,其色黑。胃风之状,颈多汗恶风,食饮不下,膈塞不通,腹善满,失衣则膜胀,食寒则泄,诊形瘦而腹大。首风之状,头面多汗恶风,当先风一日则病甚,头痛不可以出内,至其风日则病少愈。漏风之状,或多汗,常不可单衣,食则汗出,甚则身汗,喘息恶风,衣常濡,口干善渴,不能劳事。泄风之状,多汗,汗出泄衣上,口中干,上渍其风,不能劳事,身体尽痛则寒。诸风病状各殊,其多汗恶风,同伤风畏风,伤风自汗。凡七情六淫之病,必有现症。能辨症,断不至误治也。《平人气象论》:面肿曰风。

　　风厥劳风　《评热病论》岐伯曰:汗出而身热者风也,汗出而烦满不解者厥也,病名曰风厥。气逆甚,即名风厥。帝曰:愿卒闻之。岐伯曰:巨阳主气,故先受邪,少阴与其为表里也,得热则上从之,从之则厥也,必少阴之气上，乃能厥。帝曰：治之奈何？岐伯曰：表里刺之，饮之服汤。帝曰：劳风为病何如？岐伯曰：劳风法在肺下，其为病也，使人强上冥视，唾出若涕，恶风而振寒，此为劳风之病。帝曰：治之奈何？岐伯曰：以救俯仰。巨阳引精者三日，中年者五日，不精者七日，咳出青黄涕，其状如脓，大如弹丸。从口中若鼻中出，不出则伤肺，伤肺则死也。此等病最当体认。若以为肺痈肺痿，则失之远矣。盖肺痈乃肺生痈，肺痿乃肺痿癟。此则风寒入肺，痰涎凝结也。

酒风 《病能论》：帝曰：有病身热解堕，汗出如浴，恶风少气，此为何病？岐伯曰：病名曰酒风。

偏枯 《生气通天论》：汗出偏沮，使人偏枯。

痱 《灵枢·热病》：痱之为病，身无痛者，四肢不收，智乱不甚，其言微知，可治；甚则不能言，不可治也。

《金 匮》

夫风之为病，当半身不遂，或但臂不遂者，此为痹。脉微而数，中风使然。寸口脉浮而紧，紧则为寒，浮则为虚，寒虚相搏，邪在皮肤，浮为血虚，络脉空虚，贼邪不泻，或左或右，邪气反缓，正气即急。病在缓处，故外治必涂其缓者。正气引邪，喎僻不遂，邪在于络，肌肤不仁；邪在于经，即重不胜；邪入于腑，即不识人；邪入于脏，舌即难言，口吐涎。此辨症之要诀。寸口脉迟而缓，迟则为寒，缓则为虚，荣缓则为亡血，卫缓则为中风。邪气中经，则身痒而瘾疹，心气不足，邪气入中，则胸满而短气。

《伤 寒 论》

脉浮而大,浮为风虚,大为气强,风气相搏,必成瘾疹,身体为痒,痒者名泄风。久风为痂癞。

《病 源》

风癔 风邪之气,若先发于阴,病发于五脏者,其状奄忽不知人,喉里嘻嘻然有声,舌强不能言,发汗身软者可治。眼下及鼻人中左右上白者可治,黑赤吐沫者不可治。汗不出体直者七日死。

口噤 诸阳经筋皆在于头,三阳之筋并络入颔颊,夹于口。诸阳为风寒所客,则筋急,故口噤不开也。诊其脉迟者生。

舌强 脾脉络胃夹咽,连舌本,散舌下,心之别脉系舌本。今心脾二脏受风邪,故舌强不得语也。

贼风 冬至之日,有疾风从南方来,名曰虚风。其伤人也,但痛不可按抑转动,伤风冷则骨解深痛,按之乃应,骨痛也。但觉身内索索冷,欲得热恶熨痛处即小宽。时有汗,久不去,重遇冷气相搏结,成瘰疬及偏枯,遇风热相搏,乃变附骨疽也。附骨疽亦由风冷所致。

风痉 口噤不开,背强而直,如发痫之状,其重者耳中策策痛,卒然身体痉直者死也。由风邪伤于太阳经,复遇寒湿,则发痉也。此与病后坏症之痉不同。

角弓反张 风邪伤人,令腰背反折,不能俯仰,似角弓者,由邪入诸阳经故也。

柔风 血气俱虚,风邪并入在于阳,则皮肤缓;在于阴，则腹里急。柔风之状，四肢不能收，里急不能仰。

不仁　由荣气虚，卫气实，风寒入于肌肉，使血气不宣流。其状搔之皮肤，如隔衣是也。

风惊悸　由心气不足，心府为风邪所乘，则惊不自安，悸动不定，其状目睛不转，而不得呼。

刺风　由体虚肤腠开，为风所侵，如刀锥所刺也。

蛊风　由体虚受风，其风在于皮肤，淫淫跃跃，若画若刺，一身尽痛，侵伤气血，其动作如蛊毒也。

须眉堕落　皆由风湿冷得之，邪客于经络，与血气相干，使荣卫不和，故面色败，皮肤伤，鼻柱坏，须眉落。此乃疠风也。

恶风　风病有四百四种，总不出五种：黄风、青风、赤风、白风、黑风。人身有八万尸虫，若无八万尸虫，人身不成不立。复有诸恶横病，诸风害人，所谓五种风生五种虫，能害于人。

口喎　《养生方》云：夜卧当耳，勿得有孔，风入耳中，喜食口喎。口喎见《金匮》，此又是一病，当内服药，而外提出风邪。

《外　台》

风狠退　四肢不收，身体疼痛，肌肉虚满，骨节懈怠，腰脚缓弱。由分肉流于血脉，久成风水之病。

瘅曳　肢体弛缓，不收摄也。人以胃气养肌肉经脉，胃气衰损则经脉虚，而筋肉懈惰。故风邪搏于筋，而使瘅曳也。

风毒发　眼疼脚纵，中指疼连肘边，牵心里闷，肋胀少气,喘气欲绝,不能食。

风 方

酒风《素问》 治身热懈惰,汗出如浴,恶风少气。

泽泻 白术各十分 麋衔五分 合以三指撮,为后饭。麋衔即薇衔,一名无心草,南人呼为吴风草,味苦平,微寒,主治风湿。三指为一撮,约二三钱,饭后药先为后饭。按:麋衔疑即鹿衔草,为后饭服在饭后,非饭前也。凡古方须将神农本草细参药性,乃能深知其义。

侯氏黑散《金匮》 治大风四肢烦重,心中恶寒不足者。

菊花四十分 白术十分 细辛三分 茯苓三分 牡蛎三分 桔梗八分 防风十分 人参 矾石各三分 黄芩五分 当归 干姜 芎䓖 桂枝各三分

上十四味,杵为散,酒服方寸匕,日一服,初服二十日。温酒调服,禁一切鱼、肉、大蒜。常宜冷服六十日止,即药积在腹中不下也,热食即下矣。冷食自能助药力。肠腹空虚则邪易留,此填满空隙,使邪气不能容。

风引汤《金匮》 除热瘫痫,巢氏云:脚气宜风引汤。

大黄 干姜 龙骨各四两 桂枝三两 甘草 牡蛎各二两 寒水石 滑石 赤石脂 白石脂 紫石英 石膏各六两

上十二味杵,粗筛,以韦囊盛之,取三指撮,井花水三升,煮三沸,温服一升。此乃脏腑之热,非草木之品所能散,故以金石重药清其里。

防己地黄汤《金匮》 治病如狂状,妄行独语不休,无寒热,其脉浮。

防己一分　桂枝　防风各二分　甘草一分

上四味,以酒一杯浸之一宿,绞取汁,生地黄二斤,㕮咀,蒸之如斗米饭久,以铜器盛其汁,更绞地黄汁和,分再服。此方他药轻而生地独重,乃治血中之风也。此等法最宜细玩,凡风胜则燥,又风能发火,故治风药中无纯用燥热之理。

头风摩散《金匮》

大附子一枚,炮　盐等分

上味为散,沐了,以方寸匕已摩疾上,令药力行。

越婢汤《金匮》　风水恶风,一身悉肿,脉浮不渴,续自汗出,无大汗者主之。

麻黄六两　石膏半斤　生姜三两　甘草二两　大枣十五枚

上五味,以水六升,先煮麻黄,去上沫,内诸药,煮取三升,分温三服。恶风加附子一枚。本方加白术四两,即越婢加术汤。越婢寒散之方也,治风热在表之症。

小续命汤《千金》　治卒中风欲死,身体缓急,口目不正,舌强不能言,奄奄忽忽,神精闷乱,诸风服之皆验。

麻黄　防己　人参　黄芩　桂心　芍药　甘草　川芎　杏仁各一两　防风一两半　附子一枚　生姜五两

上十二味,㕮咀,以水一斗二升先煮麻黄三沸,去沫,内诸药,煮取三升,分三服。不瘥,更合三四剂,随人风轻重虚实。脚弱服之亦瘥。恍惚者,加茯神、远志。骨节疼烦有热者去附子,倍芍药。《外台》加白术一两,石膏、当归各二两,无防己。续命为中风之主方。因症加减,变化由人,而总不能舍此以立法,后人不知此义,人自为说,流弊无穷,而中风一症遂十不愈一矣。人参、附、桂何尝不用,必实见其有寒象,而后可加,然尤宜于西北人,若东南人则当详审,勿轻试。

录验续命汤 治中风痱,身体不能自收,口不能言,冒昧不知痛处,或拘急不得转侧。

麻黄 桂枝 当归 人参 石膏 干姜 甘草各三两 川芎 杏仁四十枚

上九味,以水一斗,煮取四升,温服一升,当小汗,薄复脊,凭几坐,汗出则愈。不汗更服无所禁。勿当风,并治但伏不得卧,咳逆上气,面目浮肿。虚而感风则成痱,此治痱症之主方。

近效术附汤 治风虚头重,眩苦极,不知食味。暖肌补中,益精气。

白术二两 附子一枚半,炮,去皮 甘草一两,炙

上三味剉,每五钱匕,姜五片,枣一枚,水盏半,煎七分,去滓温服。此治中风后阳虚之症。按:《古今录验》、《近效》二种,乃唐以前方书,今全本未见,《外台》中引二书之方极多,《金匮要略》宋人校书者,往往以本集中载方太少,故亦采取二书并《千金》、《外台》之方,择其精要者,附一二方于每病之后,而方首亦必不设其所本之书。古人之不苟如此,今人见其方载入《金匮》中,即以为仲景所定之方,误矣,须知之。

地黄煎《千金》 治热风心烦闷,及脾胃间热,不下食方。

生地黄汁 枸杞根汁各二两 生姜汁 酥各三升 荆沥 竹沥各五升 天门冬 人参各八两 茯苓六两 大黄 栀子各四两

上十一味捣筛,五物为散,先煎地黄等汁成膏,内散

搅匀,每服一匕,日再。渐加至三匕。觉利减。风行必燥,古人治风必用润药,乃真诀也。今人反以刚燥辛热之品治之,是益其疾也。

三黄汤《千金》 治中风手足拘急,百节疼痛,烦热心乱恶寒,经日不欲饮食。

麻黄五分 独活四分 细辛 黄芪各二分 黄芩三分

上五味,以水六升煮取二升,分温三服,一服小汗,二服大汗。心热加大黄二分。腹满加枳实一枚。气逆加人参三分。悸加牡蛎三分。渴加瓜蒌根三分。先有寒加附子一枚。此方专以驱风为治。

风痱方《千金》 治手足不遂,僵直。

伏龙肝五升为末,冷水八升,搅取汁饮之,能尽为善。

蒸半身不遂方《千金》

蚕沙两石熟蒸,分作直袋三枚,热盛一袋,着患处。如冷换热者,数易之。瘥后须羊肚酿粳米、葱白、姜、椒、豉等烂煮热吃,日食一具,十日止。按:此法熨痹症亦良。

治风懿方

竹沥一升,治半身不遂,手足拘急,身冷强直,不语或狂言,角弓反张,或食或不食,或大小便不利。治风懿之法与治风痱之法不相远。

口眼㖞僻方《千金翼》 治中风,面目相引偏僻,牙车急,舌不转。

牡蛎熬 矾石烧 附子炮,去皮 伏龙肝等分

上四味捣筛为散,以三岁雄鸡血和药敷上,预候看,勿令大过。偏右涂左,偏左涂右,正则洗去之。

又方

大皂荚五两,去皮子　捣筛,以三年大醋和涂缓处。

又方《千金翼》　治风着人面,引口偏着耳,牙车急,舌不得转。

生地黄汁　竹沥各一升　独活三两,切

上三味合煎,取一升,顿服之即愈。驱风舒经活血。

开心肥健方《千金翼》

人参五两　大猪肪八枚

上二味捣人参为散,猪肪煎取凝。每服以人参一分,猪脂十分,以酒半升和服之。一百日骨髓充盈,日记千言,身体润泽,去热风冷风,心头等风,月服二升半,即有大效。此方治老人及风燥者最宜。

一切风虚方《千金翼》

杏仁九升,去尖及两仁,曝干

上一味捣为末,以水九升研滤,如作粥法。缓火煎,令如麻浮上,匙取和羹粥酒内一匙服之,每食即服,不限多少。服七日后大汗出,二十日后汗止。慎风冷、猪、鱼、鸡、蒜、大醋,一剂后诸风减差,春夏恐酸,少作服之。秋九月后煎之,此法神妙,可深秘之。此即作方酥之法,服食最宜。

竹沥汤《外台》　治诸中风。

竹沥二升　生葛根一升,按:亦当用汁。　生姜汁三合

上三味,分三服,日三。此通经络之法。

卒不得语方《外台》

以苦酒煮芥子,薄颈一周,以衣包之,一日一夕乃解瘥。

中风不语方《宝鉴》

取龟尿点舌。取龟尿法：置龟于新荷叶上，以猪鬃鼻内戳之立出。

地黄饮子《宣明》　治中风舌瘖不能言，足废不能行，此少阴气厥不至，名曰风痱，急当温之。

熟地　山茱萸　五味子　苁蓉酒浸　石斛　麦冬
石菖蒲　远志　茯苓　桂心　附子炮　巴戟去心，等分
薄荷七叶

上十三味，每服三钱，生姜五片，枣一枚煎服。风气甚，而有火多痰者忌服。此治少阴气厥之方，所谓类中风也，故全属补肾之药。庸医不察，竟以之治一切中风之症，轻则永无愈期，甚则益其病而致死。医者病家，终身不悟也。

稀涎散《局方》　治中风牙关紧急，并治单蛾双蛾。

江子仁六粒　牙皂三钱　明矾一两

上先化开矾，入二味，待矾枯为末，每用三分，吹入喉中。此急救吊痰开喉之法。

豨莶丸《本事方》　治口眼㖞斜偏风，失音不语，时时吐涎。久服并眼目清明，髭须乌黑，筋骨强健。

豨莶　五月中取叶及嫩枝洗，九蒸九晒，微焙为末，炼蜜丸桐子大，温酒或米饮下三四十丸。按：余取豨莶沥汁熬膏，打末为丸，尤有力。此缓治之剂，非一时救病之法。

控涎丹《三因方》

甘遂　大戟　白芥子等分

上为末，煮糊丸桐子大，晒干，卧时淡姜汤或热汤下五七丸至十丸。此乃下痰之方，入实症，实者用之。

涤痰散《严氏》　治中风痰迷心窍，舌强不能言。

南星姜制　半夏各二钱半　枳实　茯苓各二钱　橘红一钱五分　石菖蒲　人参各一钱　竹茹七分　甘草五分

上九味,加姜五片,水煎服。此治心经之痰。

胜金丸《本事方》　治中风忽然昏倒若醉,形体昏闷,四肢不收,风涎潮于上膈,气闭不通。

生薄荷半两　猪牙皂角二两,捶碎,水一升,二味一处浸,取汁研成膏　瓜蒂末一两　藜芦二两　朱砂五钱许,研

上将朱砂末二分与二味研匀,用膏子搜和,丸如龙眼大,以朱砂一分为衣,温酒化下一丸,甚者二丸,以吐为度。得吐即醒,不醒者不治。实见其痰在上膈则可用,否则提气上升,反成厥冒等疾。

银液丹《局方》　治诸风痰涎蕴结,心膈满闷,头痛目运,面热心忪,痰唾稠黏,精神昏愦及风涎潮搐,并宜服之。

天南星三分为末　朱砂半两,研飞　铁粉　水银各三两,结砂子　腻粉一两,研　黑铅炼十遍,称三两,与水银结砂为水块同甘草十两水煮半日,候冷研

上研匀,面糊丸梧桐子大,每服二丸,同薄荷蜜汤下,生姜汤亦可。微为度,食后服。如治风痫,不计时候服。痰涎逆上,用此镇压亦不可少。前方提之使出,此方镇之使下,随意施治,全在辨证之确。

疠风方　治眉落鼻坏,遍体生疮。出神仙感遇传。

角刺一二升,烧灰　大黄九蒸,晒

上为末,再煎大黄汤,服方寸匕,旬日即愈。

青州白丸《局方》　见通治。

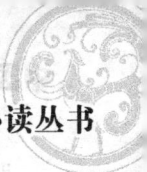

痹 历 节

《灵》《素》

《灵·周痹论》：黄帝曰：愿闻众痹。岐伯对曰：此各在其处，更发更止，更居更起，以右应左，以左应右，非能周也，更发更休也。帝曰：善，愿闻周痹何如？岐伯对曰：周痹者，在于血脉之中，随脉以上，随脉以下，不能左右，各当其所。帝曰：善，此痛安在？何因而有名？岐伯对曰：风寒湿气，客于外分肉之间，迫切而为沫，沫得寒则聚，聚则排分肉而分裂也。《经》中无痰字，沫即痰也。分裂则痛，痛则神归之，神归之则热，热则痛解，痛解则厥，厥则他痹发，发则如是。此内不在脏，而外未发于皮，独居分肉之间。真气不能周，故曰周痹。

深痹　《九针论》：八风伤人，内舍于骨解腰脊节腠理之间，为深痹。

风痹　《寿夭刚柔篇》：病在阳者名曰风，病在阴者名曰痹，阴阳俱病者名曰风痹。二病之殊，两言而定。

寒痹　《寿夭刚柔篇》：寒痹之为病也，留而不去，时痛而皮不仁。

《素问·痹论》：帝问：痹之安生？岐伯对曰：风寒湿三气杂至，合而为痹也。其风气胜者为行痹，寒气胜者为痛痹，湿气胜者为着痹也。凡痹之客五脏者，客五脏，痹气入内而生内症矣。肺痹者烦满喘而呕；心痹者脉不通，烦则心下鼓，暴上气而喘，嗌干善噫，厥气上则恐；肝痹者夜卧则惊，多饮数小便，上为引如怀；肾痹者善胀，尻以代踵,脊以代头;脾痹者四肢解堕,发咳呕汁,上为大塞;肠痹者数饮而出不得,中气喘争,时发飧泄;胞痹者少腹膀胱按之内痛,若沃以汤,涩于小便,上为清涕。阴气者,静则神藏,躁则消亡,饮食自倍,肠胃乃伤,淫气喘息。痹聚在肺,淫气忧思;痹聚在心,淫气遗溺;痹聚在肾,淫气乏竭;痹聚在肝,淫气肌绝;痹聚在脾,诸痹不已,亦益内也。其风气胜者,其人易已也。帝曰:痹其时有死者,有疼久者,有易已者。其故何也?岐伯曰:其入脏者死,其留连筋骨间者疼久,其留皮肤间者易已。帝曰:其客于六腑者何也?岐伯曰:此亦其食饮居处,为其病本也。帝曰:荣卫之气,亦令人痹乎?岐伯曰:荣者水谷之精气也,和调于五脏,洒陈于六腑,乃能入于脉也,故循脉上下,贯五脏络六腑也。卫者水谷之悍气也,其气慓疾滑利,不能入于脉也,故循皮肤之中,分肉之间,熏于肓膜,散于胸腹,逆其气则病,从其气则愈。不与风寒湿气合,故不为痹。帝曰:善。痹或痛或不痛,或不仁,或寒或热,或燥或湿,其故何也?岐伯曰:痛者寒气多也,有寒故痛也。其不痛不仁者,病久入深,荣卫之行涩,经络时疏,故不通,皮肤不营,故为不仁。其寒者,阳气少,阴气多,与病相益故寒。其热者,阳气多,阴气少,病气胜阳遭阴,故为痹热。其多汗而濡者,此其逢湿甚也。阳气少,阴气盛,两气相感,故汗出而濡也。帝曰:夫痹之为病,不痛何也?岐伯曰:痹在于骨则重,在于脉则血凝而不流,在于筋则屈不伸,在于肉则不仁,在于皮则寒。故具此五者,则不痛也。凡痹之类,逢寒则虫,逢热则纵。

阴痹 《至真要大论》:阴痹者,按之不得,腰脊头顶痛,时眩,大便难,阴气不用,饥不欲食,咳唾则有血,心如悬,病本于肾。

筋肌骨痹 《长刺节论》:病在筋,筋挛节痛,不可以行,名曰筋痹。病在肌肤,肌肤尽痛,名曰肌痹。病在骨,骨重不可举,骨髓酸痛,寒气至,名曰骨痹。

肉苛 《逆调论》:帝曰:人之肉苛者,虽近于衣絮,犹尚苛也,是为何疾?岐伯曰:荣气虚卫气实也,荣气虚则不仁,卫气虚则不用,荣卫俱虚,则不仁且不用,肉如故也。人身与志不相有曰死。

《金 匮》

问曰:血痹病从何得之?师曰:夫尊荣人,骨弱肌肤盛重,因疲劳汗出,卧不时动摇,加被微风遂得之。但以脉自微涩在寸口,关上小紧,宜针引阳气,令脉和,紧去则愈。寸口脉沉而弱,沉即主骨,弱即主筋,沉即为肾,弱即为肝。汗出入水中,如水伤心,历节痛,黄汗出,故曰历节。少阴脉浮而弱,弱则血不足,浮则为风,风血相搏,即疼痛如掣。盛人脉涩小,短气自汗出,历节疼,不可屈伸,此皆饮酒汗出当风所致。味酸则伤筋,筋伤则缓,名曰泄。咸则伤骨,骨伤则痿,名曰枯。枯泄相搏,名曰断泄。荣气不通,卫不独行,荣卫俱微,三焦无所御。四属断绝,身体羸瘦,独足肿大,黄汗出胫冷,假令发热,便为历节也。

痹历节方

痹症方《灵枢》

治之以马膏,其急者,以白酒和桂以涂,其缓者,以桑钩钩之。即以生桑炭置之坎中，高下以坐等，以膏熨急颊，且饮美酒，啖美炙肉，不饮酒者自强也。为之三拊而已。马膏马脂也。其性味甘平柔润，能养筋治痹，故可以膏其急者。白酒、辣桂性味辛温，能通经络、行血脉，故可以涂其缓者。桑之性平，能利关节，除风寒湿痹诸痛，故以桑钩钩之者，钩正其口也。复以生桑火炭置之地坎之中，高下以坐等者，欲其浅深适中，便于坐而得其暖也。然后以前膏熨其急颊，且饮之美酒，啖之美肉，皆助血舒筋之法也。虽不善饮，亦自强之，三拊而已。言再三拊摩其患处，则病亦已矣。筋骨之病，总在躯壳，古法多用外治，今人不能知矣。

寒痹熨法《灵枢》

用醇酒二十升，蜀椒一升，干姜一斤，桂心一斤，凡四种皆㕮咀，渍酒中，用棉絮一斤，细白布四丈，并内酒中，置酒马矢煴中，马矢煴中者，燃马屎而煨之也。盖封涂勿使泄，五日五夜出布棉絮，曝干之。干后复渍，以尽其汁，每渍必晬晬，周日也。其日。乃出干，并用滓与棉絮，复布为复巾，重布为巾，如今之夹袋，所以盛贮绵絮药滓也。长六七尺，为六七巾，则用生桑炭炙巾，以熨寒痹所刺之处，令热入至于病所。熨寒痹所刺，则知先已刺过，然后熨之，若不刺而徒熨，恐药性不易入，则刺法亦当考明。寒复炙巾以熨之，三十遍而止，汗出以巾拭身，亦三十遍而止。

黄芪桂枝五物汤《金匮》　治血痹阴阳俱微，寸口关上微，尺中小紧，外症身体不仁，如风痹状。

黄芪　芍药　桂枝各三两　生姜六两　大枣十二枚

上五味以水六升煮取二升，温服七合，日三服。一方有人参。此即桂枝汤以黄芪易甘草，乃卫虚荣弱之方。固卫即以护荣。

桂枝芍药知母汤《金匮》 治肢节疼痛,身体尪羸,脚重如脱,头眩短气,温温欲吐。

桂枝四两 芍药三两 甘草 麻黄 附子炮,各二两 生姜 白术各五两 知母四两

上九味以水七升煮取二升,温服七合,日三服。此为阳虚之症。

乌头汤《金匮》 治历节疼痛,不可屈伸。

麻黄 芍药 黄芪 甘草炙,各三两 乌头三枚,㕮咀,以蜜二升煮取一升,即出乌头。

上五味㕮咀四味,水三升煮取一升,去滓,内蜜煎中更煎之,服七合,不知更服之。其煎法精妙可师,风寒节非此不能通达阳气。

独活寄生汤《千金》 治风寒湿痹,偏枯脚气。

独活三两 桑寄生 秦艽 细辛 归身 生地 白芍 川芎 桂心 茯苓 杜仲 牛膝 人参 甘草各等分 一方有防风。

上十四味为粗末,每服四钱,煎服。此驱风通治之方。

舒筋饮 治臂痛不能举,由气血凝滞经络不能行所致,非风非湿。腰以下食前服,腰以上食后服。

片姜黄二钱,如无以莪术代之 赤芍 当归 海桐皮去粗皮 白术各一钱五分 羌活 炙甘草各一钱

上七味,加姜三片煎服,磨冲沉香汁少许。

拔痹膏

用生半夏为末,同广胶等分,先用姜汁将膏煎烊,调入半夏涂。

史国公酒方《圣惠》　治中风语言謇涩,手足拘挛,半身不遂,痿痹不仁。

当归酒洗　虎胫骨酒浸一日,焙干醋炙　羌活　鳖甲炙　草薢　防风　秦艽　牛膝　松节　晚蚕沙二两　枸杞子五两　茄根八两,蒸

上为粗末,绢袋盛,浸无灰酒一斗,十日取饮。

半身不遂外治方　大活络丹　指迷茯苓丸俱见通治

痿

《素　问》

《素问·痿论》:黄帝问曰:五脏使人痿,何也?岐伯对曰:肺主身之皮毛,心主身之血脉,肝主身之筋膜,脾主身之肌肉,肾主身之骨髓。故肺热叶焦则皮毛虚弱,急薄着则生痿躄也。心气热则下脉厥而上,上则下脉虚,虚则生脉痿,枢折挈胫,纵而不任地也。肝气热则胆泄口苦筋膜干,筋膜干则胫急而挛,发为筋痿。脾气热则胃干而渴,肌肉不仁,发为肉痿。肾气热则腰脊不举,骨枯而髓减,发为骨痿。帝曰:何以得之?岐伯曰:肺者,脏之长也,为心之盖也,有所失亡,所求不得,则发肺鸣,鸣则肺热叶焦。故曰五脏因肺热叶焦,发为肺躄,此之谓也。痿症总属热,而皆关于肺,后人治痿而用燥热之药,俱误。悲哀太甚则胞络绝,胞络绝则阳气内动,发则心下崩数溲血也。故本病曰:大经空虚,发为肌痹,传为脉痿,思想无穷,所愿不得,意淫于外。入房太甚,宗筋弛纵,发为筋痿,及为

白淫。故下经曰：筋痿者，生于肝，使内也，有渐于湿，以水为事，若有所留，居处相湿，肌肉濡渍，痹而不仁，发为肉痿。故下经曰：肉痿者，得之湿地也。有所远行劳倦，逢大热而渴，渴则阳气内伐，内伐则热舍于肾。肾者水脏也，今水不胜火，则骨枯而髓虚，故足不任身，发为骨痿。故下经曰：骨痿者，生于大热也。黄帝曰：何以别之？岐伯曰：肺热者色白而毛散，心热者色赤而络溢，肝热者色苍而爪枯，脾热者色黄而肉蠕动，肾热者色黑而齿槁。帝曰：如夫子言可矣。论言治痿者，独取阳明何也？岐伯曰：阳明者，五脏六腑之海，主润宗筋，宗筋主束骨而利机关也。冲脉者，经脉之海也，主渗灌溪谷，与阳明合于宗筋，阴阳总宗筋之会，会于气街。气街一名气冲，足阳明经穴，在毛际两旁，鼠鼷上一寸动脉处。而阳明为之长，皆属于带脉，而络于督脉。故阳明虚则宗筋纵，带脉不引，故足痿不用也。帝曰：治之奈何？岐伯曰：各补其荣，诸经所溜为荣。而通其俞。诸经所注为俞。调其虚实，和其顺逆，筋脉骨肉，各以其时受月，则病已矣。时受月，王冰注谓病所受之时月，未知是否。《生气通天论》：湿热不攘，大筋软短，小筋弛长，软短为拘，弛长为痿。

《难　　经》

五损损于骨，骨痿不能起于床。

痿　　方

金刚丸《保命》　治肾损骨痿，不能起于床。

萆薢　杜仲炒去丝　苁蓉酒浸,等分

上为末,酒煮腰子,捣丸如桐子大,每服五七十丸,温酒下。

虎骨四斤丸《局方》　治脚痿。

宣木瓜　天麻　苁蓉　牛膝各焙干,一斤　附子　虎骨各一两,酥炙

上以上各如法修制,先将前四味用无灰酒浸,春秋各五日,夏三冬十日,取出焙干,入附子、虎骨共研为末,用浸药酒打面糊丸梧子大,每服五十丸,食前盐汤下。

加减四斤丸《三因》　治肾肝虚热淫于内,致筋骨痿弱,足不任地,惊恐战掉,潮热时作,饮食无味,不生气力。

肉苁蓉酒浸　牛膝酒浸　木瓜干　鹿茸酥炙　熟地　五味子酒浸　菟丝子酒浸,各等分

上为末,炼蜜丸桐子大,每服五十丸,温酒米饮下。一方不用五味,有杜仲。

煨肾丸《保命》　治肾肝虚,及脾损谷不化。

牛膝　萆薢　杜仲炒去丝　白蒺藜　防风　菟丝子酒浸　苁蓉酒浸　胡芦巴　破故纸等分　桂枝减半

上为末,将猪腰子制如食法,捣烂蜜丸如桐子大,每服五七十丸,温酒送下,又治腰痛不起。亦治肾痿。

续骨丹《本事》　治两脚软弱,虚赢无力,及小儿不能行。

天麻酒浸　白附子　牛膝　木鳖子各半两　羌活半两　乌头一钱,炮　地龙去土,一分　乳香　没药各二钱朱砂一钱

上以生南星末一两,无灰酒炙,糊丸鸡头大,朱砂为

衣。此加味活络丹也。舒筋最宜。

思仙续断丸《本事》 治肝肾风虚气弱,脚不可践地,腰脊疼痛,风毒流注下经,行止艰难,小便余沥,此补五脏内伤,调中益精,凉血,坚强筋骨,益智轻身耐老。

思仙术 生地各五两 五加皮 防风 米仁 羌活 川断 牛膝各三两 萆薢四两

上为细末,好酒三升,化青盐三两,用大木瓜半斤,去皮子,以盐酒煮木瓜成膏,杵丸如桐子大,每服三四十丸,空心食前温酒盐汤下。膏少和酒可也。此方治下焦风湿脚气亦效。《内经》针痿之法,独取阳明,以阳明为诸筋总会也,而用药则补肾为多,以肾为筋骨之总司也。养其精血而逐其风痰,则大略无误矣。

虎潜丸丹溪 大活络丹以上三方俱见《通治》。

厥

《灵》《素》

《灵·癫狂篇》:厥逆为病也,足暴清,胸若将裂,肠若将以刀切之,烦而不能食,脉大小皆涩。厥之象如此,甚则不知人矣。

《素·厥论》:黄帝问曰:厥之寒热者,何也?岐伯对曰:阳气衰于下,则为寒厥,阴气衰于下,则为热厥。帝曰:热厥之为热也,必起于足下者,何也?岐伯曰:阳气起于足五指之表,阴脉者集于足下,而聚于足心,故阳气胜则足下热也。帝曰:寒厥之为寒也,必从五指而上于膝者何也？岐伯曰：阴气起于五指之里，集于膝下而聚于膝上，故阴气胜则从五指至膝上寒，其寒也不从外，皆从内也。《解精微论》：厥则目无所见，夫人厥则阳气并于上，阴气并于下，阳并于上则火独光也，阴并于下则足寒，足寒则胀也。厥则无不因阳气在上，若不能通阴纳阳，而用辛热滋腻之药，贻害无穷。《调经论》：血之与气并走于上，则为大厥，厥则暴死，气复反则生，不反则死。《阳明脉解论》：厥逆连脏则死，连经则生。

痱俳煎厥　《素·脉解篇》：内夺而厥则为痱俳，此肾虚也。少阴不至者厥也，肝气当至而未得，故善怒，善怒者名曰煎厥。刘河间地黄饮子专治痱俳。《生气通天论》：阳气者，烦劳则张，精绝辟积，于夏使人煎厥。此当治肝脾之逆。

薄厥　《素·生气通天论》：阳气者，大怒则形气绝，而血郁于上，使人薄厥。此当治血逆。

阳明厥　《素·阳明脉解论》：阳明厥则喘而惋，惋则恶人。

少阴厥　《素·脉要精微论》：脉俱沉细数者，少阴厥也。

风厥　《素·评热论》：汗出而身热者风也，汗出而烦满不解者厥也，病名曰风厥。此当治风。

尸厥　《素·刺缪论》：五络俱竭，令人身脉皆动，而形无知也，其状若尸，或曰尸厥。

《难　　经》

督火为病，脊强而厥。

《金匮》

问曰：寸脉沉大而滑，沉则为实，滑则为气，实气相搏，血气入脏即死，入腑即愈，此为卒厥。何谓也？师曰：唇口青身冷，为入脏即死。如身和汗自出，为入腑即愈。卒厥之症，颇似中风，一或误治，死不旋踵。

《伤寒论》

寸口诸微亡阳，诸濡亡血，诸弱发热，诸紧为寒，诸乘寒者则为厥。郁冒不仁，以胃无谷气，脾涩不通，口急不能言，战而栗也。少阴脉不至，肾气微，少精血，奔气促迫，上入胸膈，宗气反聚，血结心下，阳气退下，热归阴股，与阴相动，令身不仁，此为尸厥。少阳厥阴俱病，耳聋囊缩而厥，水浆不入，不知人者，六日死。此为寒厥。

诸四逆厥者，不可下之，虚家亦然。以下所论诸条，皆指伤寒症手足逆冷而言，非气逆不知人之厥也。伤寒始发热，六日厥，反九日而利。凡厥利者，当不能食，今反能食者，恐为除中。食以索饼，不发热者，知胃气尚胜，必愈。伤寒一二日至四五日而厥者，必发热，前热者后必厥，厥深者热亦深，厥微者热亦微。厥应下之，而反发汗者，必口伤烂赤，此为热厥。凡厥者，阴阳气不相顺接，便为厥。此致厥之由。厥者手足逆冷是也。此厥之象。伤寒脉微而厥，至七八日肤冷，其人躁，无暂安时者，此为脏厥。伤寒热少厥微，指头寒，默默不欲食，烦躁，数小便，利色白者，此热除也。欲得食，其病为愈。若厥而呕，胸胁烦满，其后必便血。热入里，病者手足厥冷，言我不结胸，小腹满按之痛者,此冷结在膀胱关元也。伤寒发热,下利厥逆,躁不卧者死。伤寒发热,下利至甚,厥不止者死。伤寒五六日不结胸,腹濡脉虚,复厥者,不可下。此为亡血,下之死。伤寒脉促,手足厥逆者,可灸之。下利手足厥冷无脉者,灸之不温,若脉不还,反微喘者死。虚寒之厥。下利后脉绝,手足厥冷,晬时脉还,手足温者生,脉不还者死,病人手足厥冷,脉乍结,以客气在胸中,心中满而烦,欲食不能食者,病在胸中,当吐之。伤寒论中厥症诸条,有寒有热,有虚有实,有寒热互乘,其变不一。随病异形,非厥之正病也。尤不可不潜心体察。凡一病其变态不同如此,何可执一说? 以人命为儿戏耶。

厥 方

尸厥方《素问》 以竹管吹其两耳,鬄鬄剃同其左角之发,方一寸,燔治,饮以美酒。燔治,烧为末也。

赤丸《金匮》 寒气厥逆主之。

茯苓 半夏各四两,洗,一方用桂 乌头二两,炮 细辛一两,《千金》作人参

上六味末之,内真朱为色,炼蜜丸如麻子大,先食,酒饮下三丸,日再,夜一服。不知稍增之。以知为度。真朱即朱砂。

茯苓甘草汤《伤寒论》 伤寒厥而心下悸者,宜先治水,当服此汤。即治其厥。不尔,水渍入胃,必作利也。

茯苓二两 桂枝二两 生草一两,炙 生姜二两

上四味,水四升煮取二升,分温三服。

尸蹷方《金匮》 治尸蹷,脉动而无气,气闭不通,故静而死也。菖蒲屑内鼻两孔中吹之,令人以桂屑着

舌下。

白薇汤《本事方》　人平居无苦疾,忽如死人,身不动摇,默默不知人,目闭不能开,口噤不能言,或微知人,或恶闻人声,但如眩冒,移时方寤,此由出汗过多,血少,气并于阳,独上而不下,气壅塞而不行,故身如死。气过血还,阴阳复通,移时方寤,名曰郁冒。亦名血厥,妇人多有之,宜服。

白薇　当归各一两　人参　甘草各一钱

上为粗末,每服五钱,水二盏煎至一盏,去滓温服。此病最多,而妇科皆不知,无不误治。

四逆汤《伤寒论》　下利厥逆而恶寒者主之。大汗,若大下利而冷厥者亦主之。方见伤寒。

通脉四逆汤《伤寒论》　下利清谷,里寒外热,汗出而厥者主之。方见伤寒。

附加减法:如面色赤者,加葱九茎。腹中痛者,去葱,加芍药二两。呕者,加生姜二两。咽痛者,去芍药,加桔梗一两。利止脉不出者,去桔梗,加人参一两。

当归四逆汤《伤寒论》　手足厥冷,脉细欲绝者主之。方见伤寒,以上三方皆治寒极之厥。与热厥正相反,须辨之。

瓜蒂散、白虎汤此治热厥二方,俱见伤寒。**乌梅丸**此治虫厥,见虫门。**苏合香丸**此治气厥　**四磨饮、至宝丹**以上三方俱见通治。

虚　劳

《金　匮》

夫男子平人脉大为劳,极虚亦为劳。男子面色薄者,主渴及亡血,卒喘悸,脉浮者里虚也。男子脉虚沉弦,无寒热。短气里急,小便不利,面赤白,时目瞑兼衄,少腹满,此为劳使之然。劳之为病,其脉浮大,手足烦,春夏剧,秋冬瘥,阴寒精自出,酸削不能行。男子脉浮弱而涩,为无子,精气清冷。男子平人脉虚弱细微者,喜盗汗也。人年五六十,其病脉大者,痹侠背行。若肠鸣马刀侠瘿者,皆为劳得之。脉沉小迟名脱气,其人疾行则喘喝,手足逆寒,腹满甚则溏泄,食不消化也。脉弦而大,弦则为减,大则为芤,减则为寒,芤则为虚,虚寒相搏,此名为革。妇人则半产漏下,男子则亡血失精。古人所谓虚劳,皆是纯虚无阳之症,与近日之阴虚火旺,吐血咳嗽者,正相反,误治必毙。近日吐血咳嗽之病,乃是血症,有似虚劳,其实非虚劳也。

《病 源》

夫虚劳者,五劳六极七伤是也。五劳者,一曰志劳,二曰思劳,三曰心劳,四曰忧劳,五曰瘦劳。六极者,一曰气极,二曰血极,三曰筋极,四曰骨极,五曰肌极,六曰精极。七伤者,一曰阴寒,二曰阴痿,三曰阴急,四曰精连连,五曰精少、阴下湿,六曰精清,七曰小便苦数,临事不卒。

五蒸,一骨蒸,根在肾;二脉蒸,根在心;三皮蒸,根在肺;四肉蒸,根在脾;五内蒸,亦名血蒸,必外寒而内热,把手附骨,而内热甚,根在五脏六腑。又有二十三蒸,各有症名。

肺劳者,短气而肿,鼻不闻香臭;肝劳者,面目干黑口苦,精神不守,恐畏不能独卧,目视不明;心劳者,忽忽喜忘,大便苦难,或时鸭溏,口内生疮;脾劳者,舌苦直,不能咽唾;肾劳者,背难以俯仰,小便不利,色赤黄而有余沥,茎内痛,阴湿囊生疮,小腹满急。此乃五脏之劳。

虚 劳 方

桂枝加龙骨牡蛎汤《金匮》 失精家少腹弦急,阴头寒,目眩。一作头眶痛。发落,脉极虚芤迟,为清谷亡血失精,脉得诸芤动微紧,男子失精,女子梦交,此汤主之。

桂枝三两 芍药 生姜各三两 甘草二两 大枣十二枚 龙骨 牡蛎各三两

上七味,以水七升煮取三升,分温三服。脉极虚芤迟,乃为虚寒之症,故用桂枝及建中等汤。若嗽血而脉数者,乃阴虚之症,与此相反,误用必毙。

薯蓣丸《金匮》 虚劳诸不足,风气百疾主之。

薯蓣三十分 当归 桂枝 曲 干地黄 豆黄卷各十分 甘草二十八分 人参十分 芎䓖 芍药 白术 麦门冬各六分 柴胡 桔梗 茯苓各五分 阿胶七分 杏仁六分 干姜三分 白敛二分 防风六分 大枣百枚,为膏

上二十一味,末之,炼蜜和丸如弹子大,空腹酒服一丸,一百丸为剂。

大黄䗪虫丸《金匮》 五劳虚极羸瘦,腹满不能饮食,食伤忧伤饮伤,房室伤,肌伤劳伤,经络荣卫气伤,内有干血,肌肤甲错,两目暗黑,此丸主之。

大黄十分,蒸 黄芩二两 甘草三两 桃仁一升 杏仁一升 芍药四两 干地黄十两 蛴螬一升 干漆一两 虻虫一升 水蛭百枚 䗪虫半升

上十二味为末,炼蜜为丸豆大,酒饮服五丸,日三服。血干则结而不散,非草木之品所能下,必用食血之虫以化之。此方专治瘀血成痨之症,瘀不除则正气永无复理,故去病即所以补虚也。

治梦泄精方《千金》

韭子一升,上为末,酒服方寸匕,日三服,立效。

羌活补髓丸《千金》 疗髓虚脑痛不安,胆腑中寒。

羌活 川芎 当归各三两 桂心二两 人参四两 酥一升 大麻仁二升,熬,研脂 枣肉一斤,研脂 牛髓 羊髓各一升

上十味,先筛前五味为散,后用枣肉、麻仁打匀,再下二髓及酥,重汤煮之,为丸桐子大,酒服三十丸,日再服。

肘后獭肝散《金匮》附方 治冷劳,又主鬼疰。一门相染。

獭肝一具,炙,干末之。 水服方寸匕。日三服。

骨蒸方《千金》 疗热骨蒸,羸瘦烦闷,短气喘息,两鼻孔张,日西即发。

龙胆 黄连 瓜蒌各一两 栀子二七枚,擘 芒硝半两 青葙子 苦参 大黄 黄芩 芍药各半两

上十一味,捣筛为末,炼蜜和丸如梧子大,饮服十丸,日二服,以知为度。此为纯寒之剂,实热者宜之。

救急疗瘦疾方《外台》

炙甘草三两 上一味,小便煮服。用小便奇,此方亦治咽痛。

口干方《外台》 疗脾热胁痛,热满不饮,目赤不止,

口唇干裂。

石膏碎,绵裹　生地汁　赤蜜各一升　淡竹叶五升,切

上四味,水一斗二升,先煮竹叶取七升,去滓,煮石膏取一升五合,去滓,纳地黄汁,煮二三沸,下蜜煎三升,细服。

传尸劳方《外台》

獭肝一具破,干炙　鳖甲一枚,炙　野狸头一枚,炙　紫苑四分　汉防己一两半　蜀漆洗　麦冬　甘草炙,各一两

上药捣筛已成,炼烊羊肾脂二分,合蜜一分烊,令和丸桐子大,每服十丸,加至十五丸,日再。其药合和,分一分悬门颈上,一分着头边,一分系臂上。先服头边,次服臂上,次服门上,大验。

秦艽鳖甲散《宝鉴》　治骨蒸壮热,肌肉消瘦,舌红颊赤,气粗困倦,盗汗。

鳖甲　柴胡　地骨皮各一两　秦艽　知母　当归各五钱

上为末,每半两入乌梅一枚,青蒿五叶同煎,临卧空心温服。

秦艽扶羸汤《直指》　治肺痿骨蒸,劳嗽声嗄,自汗体倦。

鳖甲　秦艽　当归　人参各一钱半　柴胡二钱　地骨皮　紫苑　半夏　甘草各一钱

上九味,加姜枣煎服。

十味煎《外台》　治凡病在胸膈上者,宜饱服而在夜,肺既居上,则病在上。昼宜服丸,夜宜合桑白皮汁等服。

桑白皮一升　地骨皮三升　二味以水七升煮取三升,去滓澄清。生地汁五升　麦冬汁二升　生姜汁一升　竹

沥　生葛根汁各三升　白蜜一升　牛酥三合　大枣一升

上十味,先煮生地以下葛根,以上和煎减半,则内桑皮等和煎之。三分减一,则内酥、蜜、枣等药,搅之勿停手,如稠饧状,每服胡桃大一枚,含之。滋润肺经,此为第一。姜汁宜用少许。

百花煎《类方奇要》　治吐血咳嗽,补肺。

生地汁　藕汁　黄牛乳各一升　胡桃十枚,研细　黄明胶炙。燥末半两,阿胶尤佳　生姜汁半斤　干柿五枚,细研

大枣二十一枚,煮去皮核,研细　清酒一升　秦艽半两末,秦艽味太苦,当用薄荷或苏子汁　杏仁三两,研细

上药煎减半,入好蜜四两,慢火养成,入磁器,服一匙,米饮调下,日三。方内姜汁太多,宜减去大半。

人参蛤蚧散《宝鉴》　治二三年间肺逆喘嗽,咯吐脓血,满面生疮,遍身黄肿。

蛤蚧一对全者,河水浸五宿,逐日换水,洗去腥气,酥炙黄　杏仁五两　甘草炙,三两　人参　茯苓　贝母　知母　桑白皮各二两

上为细末,磁器内盛,每日如茶点服,神效。

金锁固精丸　治梦遗滑精。

芡实　莲须　蒺藜各二两　龙骨一两,酥炙　牡蛎煅,四两

上以莲子粉糊丸服,盐汤送下。

金锁丹《本事方》　治梦泄遗精,关锁不固。

茴香　胡芦巴　破故纸炒　白龙骨各一两　木香一两五钱　胡桃三十个,研膏　羊肾三对,切开用盐擦,炙熟捣膏

上为末,和二膏研匀,酒浸煮熟,丸桐子大。每服三

五十丸,盐汤下。

金锁正元丹《局方》 治真气不足,元脏虚弱,四肢倦怠,百节酸疼,精神昏困,手足多冷,心松盗汗,饮食减少,小便滑数,遗精白浊。

五倍子 茯苓各八两 补骨脂十两,微炒 紫巴戟去心 胡芦巴炒 苁蓉洗净,各一斤 朱砂别研 龙骨各三两

上为细末,入研令匀,酒糊为丸如桐子大,每服十五丸至二十丸,空心食前,温酒或盐汤下。

犀角紫河车丸《宝鉴》 治传尸劳,三月必平复,其余劳症即消,数服神效。

紫河车一具,米泔浸一宿,洗净焙干 鳖甲酥炙 桔梗 胡黄连 白芍 败鼓皮心醋炙 大黄 贝母 龙胆草 黄药子 知母各二钱半 芒硝 犀角镑 朱砂各二钱,研

上为末,蜜丸桐子大,朱砂为衣,空心温酒服二十丸,如膈热食后服。重病不过一料。

小建中汤《金匮》 **黄芪建中汤**《金匮》 **炙甘草汤**《金匮》附方 **大建中汤** **八味地黄丸**《金匮》 **人参养荣汤**《局方》 **琼玉膏** **生地黄煎**《外台》 **四物二连汤**《元戎》 以上九方俱见通治

消症 附强中

《灵》《素》

《灵·师传篇》:胃中热则消谷,令人悬心善肌。

59

《素·气厥论》：心移寒于肺，肺消。肺消者，饮一溲二，死不治。

《阴阳别论》：二阳之病发心脾，有不得隐曲，女子不月，其传为风消，其传为息贲，死不治。《气厥论》：心移热于肺，传为鬲消。

《金匮》

厥阴之为病，消渴，气上冲心，心中疼热，饥而不欲食，食即吐蛔，下之不肯止。此症不可误认蛔厥。

《病源》

夫消渴者，渴不止，小便多是也。其病变多发痈疽，此坐热气留于经络，血气壅涩，故成痈脓。内消病者，不渴而小便多是也。利多不得润养五脏，脏衰则生诸病，由肾盛之时，恣意快情，致使虚耗。故不渴而小便多也。

强中病者，茎长兴盛不痿，精液自出，由少服五石，热住于肾中，下焦虚。少壮之时，血气尚丰，能制于五石，及至年衰，血气减少，肾虚不复能制津液。若精液竭，则诸病生矣。

消癉方

文蛤散《金匮》　渴欲饮水不止者主之。《伤寒论》治心烦，肉上粟起，意欲饮水，反不渴者。

文蛤五两　上一味杵为散，以沸汤五合和服方寸匕。欲饮而不渴，乃胸中有水而口燥也。

60

消渴方《千金》

瓜蒌根　生姜　麦冬　芦根切,各二升　茅根切,三升

上五味㕮咀,以水一斗煮取三升,分三服。此清胃之主方。

茯神汤《千金》　泻热止渴,治胃腑实热,引饮常渴者。

茯神二两　瓜蒌根五两　生麦冬五两　萎蕤四两　知母四两　生地黄六两　小麦二升　大枣二十枚　淡竹叶切,三升

上九味,以水三斗煮小麦、竹叶取九升,去渣下药,煮取四升,分四服,不问早晚,但渴即进,通治渴患热者。

黄连丸治渴方《千金》

黄连一斤　生地黄一斤

上二味,绞地黄汁浸黄连,出曝燥,复内汁出,令汁尽,干捣末,蜜丸桐子大,服二十丸,日三,食前后无拘。亦可为散,酒服方寸匕。此治胃中有伏火之方,制法神妙。《本事方》用冬瓜汁,收入黄连内为丸,即以冬瓜汁煎大麦仁汤下。亦仿此义,则知多吃冬瓜亦妙也。

桑根汤《千金翼》　主日饮一石水方。

桑根白皮切五升,入地三尺者良,炙令黄黑　上一味水煮,以味浓为度。适寒温,任性饮,戒食盐。

神效散《本事方》　治渴疾饮水不止。

白浮石　蛤粉　蝉退各等分

上细末,用鲫鱼胆七个,调三钱服。不拘时候,神效。

猪肾荠苨汤《千金》　强中之病,茎长兴盛,不交精液自出。消渴之后即作痈疽,皆由石热。凡如此等宜服。

猪肾一具　大豆一升　荠苨三两　人参　石膏各三两　茯神　磁石绵裹　知母　葛根　黄芩　甘草　瓜蒌根各二两

上十二味㕮咀，以水一斗五升先煮猪肾，大豆取一斗，去滓下药，煮取三升，分三服，渴乃饮之。下焦热者，夜辄合一剂，病势渐歇即止。

肾气丸见通治　　**白虎人参汤**见暍门　　**口干裂方**见虚劳

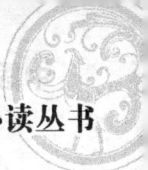

兰台轨范
卷三

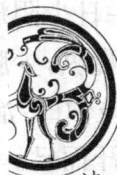

清·吴江徐灵胎洄溪　著
孙男　埏滨陶　校

伤　　寒

《素　问》

《素·热论篇》:帝曰:今夫热病者,皆伤寒之类也。或愈或死,其死皆以六七日之间,其愈皆以十日以上者何也? 岐伯对曰:巨阳者,诸阳之属也。其脉连于风府,故为诸阳之气也。人之伤于寒也,则为病热,热虽盛不死。其两感于寒而病者,必不免于死。帝曰:愿闻其故。岐伯曰:伤寒一日巨阳受之,故头项痛腰脊强;二日阳明受之,阳明主肉,其脉侠鼻络于目,故身热目疼,而鼻干不得卧也;三日少阳受之,少阳主胆,其脉循胁络于耳,故胸胁痛而耳聋。三阳经络皆受其病而未入于脏者,故可汗而已。四日太阴受之,太阴脉布胃中络于嗌,故腹满而嗌干。五日少阴受之,少阴脉贯肾络于肺,系舌本,故口燥舌干而渴。六日厥阴受之,厥阴脉循阴器而络于肝,故烦满而囊缩。三阴三阳,五脏六腑皆受病,荣卫不行,五脏不通,则死矣。阴脉皆连五脏,故曰入脏,非风寒直入脏中也。其不两感于寒者,七日巨阳病衰,头痛少愈;八日阳明病衰,身热少愈;九日少阳病衰,耳聋微闻;十日太阴病衰,腹减如故,则思饮食;十一日少阴病衰,渴止不满,舌干已而嚏;十二日厥阴病衰,囊纵,少腹微下,大气皆去,病日已矣。帝曰:治之奈何?岐伯曰:治之各通其脏腑,病日衰已矣,其未满三日者,可汗而已。其满三日者,可泄而已。《水热穴论》帝曰:人伤于寒,而传为热何也?岐伯曰:夫寒甚则生热也。

两感 《素·热论》帝曰:其病两感于寒者,其脉应与其病形何如?岐伯曰:两感于寒者,病一日则巨阳与少阴俱病,则头痛口干而烦满。二日则阳明与太阴俱病,则腹满身热,不欲食,谵言。三日则少阳与厥阴俱病,则耳聋囊缩而厥,水浆不入,不知人。六日死。帝曰:五脏已伤,六腑不通,荣卫不行,如是之后,三日乃死何也?岐伯曰:阳明者,十二经脉之长也。其血气盛,故不知人,三日其气尽故死。两感则表里同病。

温病暑病 《素·热论》:凡病伤寒而成温者,先夏至日者为病温,后夏至日者为病暑,暑当与汗皆出勿止。

阴阳交 《素·评热病论》帝问曰:有病温者,汗出辄复热,而脉躁疾,不为汗衰,狂言不能食,病为何?岐伯曰:病名阴阳交,交者死也。帝曰:愿闻其说。岐伯曰:人所以汗出者,皆生于谷,谷生于精,今邪气交争于骨肉,而得汗者,是邪却而精胜也。精胜则当能食而不复热。复热者邪气也,汗出者精气也。今汗出而辄复热者,是邪胜也。不能食者,精无俾也。病而留者,其寿可立而倾也。且夫《热论》曰:汗出而脉尚躁盛者死。今脉不与汗相应,此不胜其病也,其死明也。狂言者是失志,失志者死。今见三死，不见一生，虽愈必死也。

遗证 《素·热论》帝曰：热病已愈，时有所遗者何也？岐伯曰：诸遗者，热盛而强食之，故有所遗也。若此者，皆病已衰而热有所藏，因其谷气相薄，两热相合，故有所遗也。帝曰：善。治遗奈何？岐伯曰：视其虚实，调其逆纵，可使必已矣。帝曰：病热当何禁之？岐伯曰：病热少愈，食肉则复，多食则遗，此其禁也。

《难　经》

伤寒有几，其脉有变否？然伤寒有五：有中风、有伤寒、有湿温、有热病、有温病，其所苦各不同。中风之脉，阳浮而滑，阴濡而弱。湿温之脉，阳濡而弱，阴小而急。伤寒之脉，阴阳俱盛而紧涩。热病之脉，阴阳俱浮，浮之而滑，沉之散涩。温病之脉，行在诸经，不知何经之动也。各随其经所在而取之。伤寒有汗出而愈，下之而死者，有汗出而死，下之而愈者，何也？然阳虚阴盛，汗出而愈，下之即死。阳盛阴虚，汗出而死，下之而愈。阳虚阴盛者，风伤冲而汗自泻，寒气在内而未出也。阳虚阴盛者，风伤卫，而汗自泄，寒气在内而未出也。阳盛阴虚者，身热汗闭，爆火内结，津液干枯，阴气欲竭也。此以有邪处为虚，无邪处为盛。

伤寒论六经脉症

太阳病脉浮，头项强痛而恶寒。尺寸俱浮者，太阳受病也，其脉上连风府，故头项痛腰脊强。发热汗出恶风，脉缓者名曰中风。恶寒体痛呕逆，脉阴阳俱紧者名曰伤寒。发热恶寒者，发于阳也；无热恶寒者，发于阴也。发于阳者七日愈，发于阴者六日愈，以阳数七阴数六也。

阳明中风，口苦咽干，腹满微喘，发热恶寒，脉浮而紧。恶寒未离太阳。阳明病若能食，名中风；不能食，名中寒。尺寸俱长者，阳明受病也，其脉侠鼻络于目，故身热目疼鼻干不能卧。阳明外证，身热汗自出，不恶寒反恶热也。邪气已离太阳，故不恶寒。阳明脉大。以上皆阳明之经病。有太阳阳明，有正阳阳明，有少阳阳明。此三条皆传腑之症。太阳阳明者，脾约是也。少阳阳明者，发汗利小便已。胃中燥烦实，大便难是也。阳明之为病，胃家实也，此正阳阳明。阳明居中土也，万物所归，无所复传。始虽恶寒，二日自止，此为阳明病也。

少阳之为病，口苦咽干目眩也。尺寸俱弦者，少阳受病也，其脉循胁络于耳，故胸胁痛而耳聋。少阳中风，两耳无所闻，目赤，胸中满而烦者，不可吐下，吐下则悸而惊。伤寒脉弦细，头痛发热者属少阳。头痛发热与太阳同，而脉之弦细独异。三阳合病，脉浮大，上关上，但欲眠睡，目合则汗。内热已极。伤寒六七日，无大热。外热轻则内热重。其人躁烦者，此为阳去入阴也。若热轻而不烦躁，则病欲退矣。伤寒三日，三阳为尽，三阴当受。其人反能食而不呕，此为三阴不受邪也。

太阴之为病，腹满而呕，食不下，自利益甚，时腹自痛。尺寸俱沉细者，太阴受病也，其脉布胃中络于嗌，故腹满而嗌干。伤寒脉浮而缓，手足自温者，系在太阴。同一太阴病，而有沉细浮缓之殊，盖沉细乃太阴病脉，浮缓乃太阴本脉也。自利不渴者属太阴，以脏有寒故也。当温之，宜服四逆辈。少阴自利而渴，热入下焦也；此自利而不渴，寒入中焦也。

少阴之为病，脉微细，但欲寐也。卫气行于阳则寤，行于阴则寐。少阴病欲吐不吐，心烦，但欲寐，五六日自利而渴者，属少阴也。尺寸俱沉者，少阴受病也。以其脉贯肾络于肺，系舌本，故口燥舌干而渴。

厥阴之为病，消渴，气上撞心，心中疼热，饥而不欲食，食则吐蛔，下之利不止。尺寸俱微缓者，厥阴受病也，以其脉循阴器络于肝，故烦满而囊缩。厥阴中风，脉微浮为欲愈，不浮为未愈。

伤寒传足不传手经脉 此本陶节庵最为明晰

足太阳脉起于目内眦，从颈下后项连风府，行身之后，终于足，其外症头疼项强，腰脊痛，骨节痛，恶心发热恶寒，标病宜发汗。但太多则亡阳，筋惕肉瞤。小便不利者当利，自利者不可利，利之引热入膀胱，其人如狂。不可下，下之为结胸。

足阳明脉起于鼻颊络于目，循面下人迎，入缺盆下膈属胃，行身之前，终于足之厉兑穴，故其症目痛鼻干，不得眠，头额痛，身热微恶寒，无汗者，属标病，宜解肌。身热发渴，汗出，属本病，宜清热解肌。若恶热自汗发渴，去衣被，发斑发黄发狂，大便秘腹满，此正阳明胃腑病也，宜下之。

足少阳脉起于目锐眦，上抵头，循角络耳中，循胸胁，行身之侧，终于足，故头角痛，目眩耳聋，胁疼心下痞，寒热往来，呕而口苦，胆热也。此经无标本，只有小柴胡一汤和解，随症加减。有三禁，汗之犯太阳，下之犯阳明，利

67

之犯少阴。脉弦数者,是本经症。

足太阴为三阴经首,其脉始于足大指,上行至腹,络于喉,连舌本,行身之前也。故腹满自利,咽干呕吐,腹满胁入脾也。呕吐脾气不和也,自利挟热下利也。咽干脾脉连喉也。头不疼,阴脉至颈而还也。身微热,手足温,表邪解而传入里也。身目俱黄,标病宜平热,腹满硬痛,渴而喉干,小便赤,大便难。本病虽宜下,然当分寒热施治。

足少阴脉始于足心,上行贯脊,循喉络舌本,下注心胸,行身之后也。其病手足乍冷乍温,身不热者标病,二便不通、舌干口燥者本病,此经本热而标寒也,宜急下以存肾水。虽自利,此是饮汤水所致,不可疑为寒也。初病大热,至此变为厥冷者,是热深厥亦深也,急下之至阴。又难拘定法,因分直中者寒症、传经者热症,大抵六经中惟此难辨。有直中真阴者,有夹阴中寒者,有夹阴伤寒者,有虚阳伏阴者,有阴极发躁者,有漏底伤寒者。前二症身不热,厥冷,全似少阴传经而冷者。后四症身热面赤,又全似阳。大要口燥舌干,渴而谵语。大便实者,传经热症也。足冷呕吐,泻痢不渴。或恶寒腹痛者,直中真寒症也。

足厥阴脉始于足大指,上循阴器抵小腹,循胁上口唇,与督脉会于颠顶,行身之侧也。其症烦满,囊拳消渴,舌卷谵语,大便不通而头疼,手足乍冷乍温者,此是阳经传来热邪。本病宜急下。若发热恶寒,状如疟疾,此是热邪在经。标病宜和解。若不呕便清,当有大汗至而自愈。头疼者,以督脉会于颠顶故也。大抵热深厥亦深,则舌卷囊缩,肝主筋也。阴寒冷极亦卷缩,须以口渴不渴,足冷不冷,脉沉实沉细别之。厥阴属热者甚多,后人皆指为极寒,概用温热,误人无算,熟读伤寒论自知。

伤寒六经治法方
诸方精义俱详余所著,伤寒类方中不更赘

桂枝汤俱本《伤寒论》　治太阳中风,头疼发热,汗出恶风。

桂枝三两,去皮　芍药三两　甘草二两,炙　生姜三两　大枣十二枚,擘

上五味㕮咀,以水七升微火煮取三升,去滓,适寒温服一升。服已须臾,啜热稀粥一升余,以助药力。温复令一时许,通身絷絷,微似有汗者益佳。不可令如水流漓,病必不除。若一服汗出病差,停后服,不必尽剂。若不汗,更服依前法。又不汗,后服当小促其间,半日许令三服尽。若病重者,一日一夜服,周时观之。服一剂尽,病证犹在者,更作服。若汗不出者,乃服至二三剂。禁生冷黏滑、肉面、五辛、酒酪、臭恶等物。此服外感风寒之药,服法俱当如此。

麻黄汤　治太阳中寒,头身俱痛,发热无汗,恶风而喘。

麻黄三两,去节　桂枝二两,去皮　甘草一两,炙　杏仁七十个汤泡,去皮尖

上四味以水九升先煮麻黄减二升,去上沫,内诸药,煮取二升半,去滓,温服八合。复取微似汗,不须啜粥。余如桂枝法将息。

桂枝麻黄各半汤　治伤寒向愈,脉微缓,恶寒身痒。

桂枝一两十六株,去皮　芍药酒洗　生姜切　甘草炙　麻黄各一两,去节　大枣四枚,擘　杏仁二十四个,汤浸去皮尖及两仁者

上七味,以水五升先煮麻黄一二沸,去上沫,内诸药,煮取一升八合,去滓,温服六合,令微汗则愈。

桂枝加葛根汤　治太阳病项背强几几,反汗出恶风。

葛根四两　芍药二两　甘草二两　生姜三两,切　大枣十二枚,擘　桂枝三两,去皮

上六味,以水一斗先煮葛根减二升,去上沫,内诸药,煮取三升,去滓,温服一升,复取微似汗,不须啜粥。余如桂枝法。本方无麻黄,若加麻黄,则为葛根汤矣。成无己本误加。

葛根汤　治太阳病项背强,无汗恶风者。又治太阳阳明合病,自下利者。

葛根四两　麻黄三两,去节　桂枝二两,去皮　芍药二两,切　甘草二两,炙　生姜三两,切　大枣十二枚,擘

上七味㕮咀,以水一斗先煮麻黄、葛根减二升,去沫,内诸药,煮取三升,去滓,温服一升,复取微似汗,不须啜粥。余如桂枝法将息及禁忌。

葛根黄芩黄连汤　治太阳症误下,利遂不止,喘而汗出者,此主之。

葛根半斤　甘草炙　黄芩各二两　黄连三两

上四味,以水八升先煮葛根减二升,入诸药,煮取二升,去滓,分温再服。

桂枝加芍药汤　治太阳误下,腹满时痛,属太阴也,

此主之。大实痛者,加大黄一两,即桂枝加大黄汤。

桂枝三两　芍药六两,酒洗　甘草二两,炙　生姜三两,切　大枣十二枚,擘

上五味㕮咀,以水七升微火煮取三升,去滓,适寒温服一升。此即桂枝汤加芍药一倍,即另成一方,而以之治太阴症,分两轻重之所关如此。太阴病必腹满。

大青龙汤　治太阳中风,脉浮紧,恶寒发热身疼,不汗出而烦躁者。

麻黄六两,去节　桂枝二两,去皮　甘草二两,炙　杏仁四十粒,去皮尖　生姜三两,切　大枣十二枚,擘　石膏如鸡子大,碎

上七味,以水九升,先煮麻黄减二升,去上沫,内诸药,煮取三升,去滓,温服一升。取微似汗,汗出多者,温粉扑之。一服汗者,停后服。汗多亡阳遂虚,恶风烦躁不得眠也。此风寒两伤之方。按:载大青龙,何以不载小青龙?盖小青龙治伤寒不解,心下有水气之症。非伤寒正方也。

桂枝加桂汤　治烧针令其汗,针处被寒,核起微赤,必发奔豚,灸其核上各一壮,与此汤。

即桂枝汤加桂二两。

小柴胡汤　治少阳中风,往来寒热,胸胁苦满,心烦喜呕,腹痛心悸,头汗出,舌上胎白,及妇人热入血室等症。

柴胡半斤　黄芩　人参　甘草各三两　半夏半升,洗　生姜三两,切　大枣十二枚,擘

上七味,水一斗二升煮取六升,去滓,再煎取三升,温服一升,日三服。若胸中烦而不呕,去半夏、人参,加瓜蒌

实一枚。若渴者,去半夏,加人参,合前成四两半,瓜蒌根四两。若腹中痛者,去黄芩,加芍药三两。若胁下痞硬,去大枣,加牡蛎四两。若心下悸,小便不利者,去黄芩,加茯苓四两。若不渴,外有微热者,去人参,加桂三两,温复,取微汗愈。若咳者,去人参、大枣、生姜,加五味子半升,干姜二两。此方加减法,须细稔。

大柴胡汤　治伤寒十余日,柴胡症仍在,呕而心下急,心中痞硬而痢,热结在里,往来寒热等症。

柴胡半斤　黄芩三两　芍药三两　半夏半升,洗　生姜五两,切　枳实四枚,炙　大枣十二枚,擘　大黄二两

上八味,以水一斗二升煮取六升,去滓再煎,温服一升,日三服。

大承气汤　治伤寒十余日,吐下后不解,晡时发潮热,独语如见鬼状,循衣摸床,胃中有燥屎也,此下之。

大黄四两,酒洗　厚朴半斤,去皮炙　枳实五枚,炙　芒硝三合

上四味,以水一斗先煮二物取五升,去滓,内大黄,煮取二升。去滓,内芒硝,更上微火一两沸,分温再服。得下余勿服。胃中非存燥屎之所,此言胃中者,指足阳明言,即所谓胃中实是也,乃肠胃之总名。

小承气汤　治汗多微发热,不恶寒,或小便数而大便硬。谵语者,与此汤微和胃气。

大黄四两　厚朴二两,去皮,炙　枳实三枚,炙

上三味,以水四升煮取一升二合,去滓,分温二服。初服汤当更衣,不尔者尽饮之。若更衣者勿服之。

调胃承气汤　治胃气不和,不恶寒但热,腹微满而

烦,与此汤。

大黄四两,去皮,清酒浸　甘草二两,炙　芒硝半斤

上三味㕮咀,以水三升先煮大黄、甘草,取一升去滓,内芒硝,更上火微煮令沸,少少温服。不恶寒乃外邪已尽,方可下。此仲景之要法。

桃核承气汤　治太阳病不解,热结膀胱,其人如狂,血自下,下者愈。其外不解者,尚未可攻,宜先与桂枝解外,外解已,但小腹急结,此主之。

桃仁五十个,去皮尖　桂枝二两,去皮　大黄四两　芒硝　甘草炙,各二两

上五味,以水七升煮二升半,去滓,内芒硝,更上火微沸。下火,先令温服五合,日三服,当微利。

抵当汤　治伤寒六七日少腹硬,小便自利,其人如狂,喜忘,大便黑,此有蓄血。

水蛭熬　虻虫各三十个,去翅足熬　桃仁三十个,去皮尖　大黄酒浸,三两

上四味为末,以水五升煮取三升,去滓,温服一升,不下再服。

抵当丸　治伤寒有热,少腹满,应小便不利,今反利者,为有血也。当下之,不可余药。

水蛭二十个　虻虫二十五个　桃仁二十个,去皮尖　大黄三两

上四味杵,分为四丸,以水一升煮一丸,取七合服之。晬时当下血。若不下者更服。

大陷胸汤　治表未解,而医反下之,胃虚而阳气内陷。心下因硬,舌上燥渴,小有潮热,心上至少腹,痛不

可近。

大黄六两,去皮　芒硝一升　甘遂一钱

上三味,以水六升先煮大黄取二升,去滓,内芒硝煮一两沸,内甘遂末,温服一升,得快利,止后服。结胸乃水饮为患,《伤寒论》云:此为水结,故用甘遂。

大陷胸丸　治病发于阳,而反下之,热入因作结胸。病发于阴,而反下之,因作痞,所以成结胸者,以下之太早故也。

大黄半斤　葶苈子熬　芒硝　杏仁去皮尖熬黑,各半升

上四味,捣筛二味,内杏仁、芒硝。合研如脂和散,取如弹丸一枚,别捣甘遂末一钱匕,白蜜二合,水二升,煮取一升,温顿服之。一宿乃下,如不下更服,取下为效。

小陷胸汤　治病在心下,按之则痛,脉浮滑者。

黄连一两　半夏半升,洗　瓜蒌实大者一个

上三味,以水六升先煮瓜蒌,取三升,去滓,内诸药,煮取二升,去滓,分温三服。

白虎汤　治脉滑而厥,里有热也。又治三阳合病,腹满身重,谵语遗尿,自汗出者。

知母六两　石膏一斤,碎　甘草二两　粳米六合

上四味,以水一斗,煮米熟汤成,去滓,温服一升,日三服。阳极于内,发散则路远,故从小便去之。

麻黄附子细辛汤　治少阴始得病,反发热,脉沉者。

麻黄去节　细辛各二两　附子一枚,炮去皮,破八片

上三味,以水一斗先煮麻黄减二升,去上沫,内药煮取三升,去滓,温服一升,日三服。

四逆散　治少阴传经,热邪四逆,或咳或悸,或小便

不利,或腹中痛,或泄痢下重者。

甘草炙　枳实破水渍,炙干　柴胡　芍药各十分

上四味捣筛,白饮和服方寸匕,日三服。咳者加五味子、干姜各五分。并主下痢。悸者加桂枝五分。小便不利者加茯苓五分。腹中痛者加附子一枚,炮令拆。泄痢下重者,先以水五升煮薤白三升,煮取三升,去滓,以散三方寸匕内汤中,煮取一升半,分温再服。热邪入深,乃见四逆,误认为寒,贻害匪细。薤白能治下重,以能泻大肠之气也。

四逆汤　治脉沉体痛,温温欲吐,下利清谷,手足厥冷,内寒外热,脉微欲绝等症。

甘草二两,炙　干姜一两半　附子一枚生用,去皮破八片

上三味㕮咀,以水三升煮取一升二合,去滓,分温再服。强人可大附子一枚,干姜三两。四逆汤不可轻用,一症不具,即当细审,必诸症皆全,方可决用无疑。

四逆加人参汤　治痢后亡血。

本方加人参。

通脉四逆汤　治下痢清谷,脉绝汗出而厥。

本方加干姜一倍。

通脉四逆加猪胆汁汤　治汗出而厥,脉绝拘急。

本方加猪胆汁。

当归四逆汤　治手足厥冷,脉细欲厥,脉浮革,因尔肠鸣者。

当归　桂枝　芍药各三两　细辛二两　大枣二十五个　甘草　通草各二两

上七味,以水八升煮取三升,去滓,温服一升,日三服。此四逆症乃从太阳误下所致,非厥阴、少阴之四逆也。故仍

以桂枝汤为主。

理中丸及汤 治霍乱头痛发热,身疼痛,寒多不用水者,理中汤。若大病瘥后喜唾,久不了了,胃上有寒者,用理中丸。

人参 甘草炙 白术 干姜各三两

上四味捣筛为末,蜜丸如鸡子黄大,以沸汤数合和一丸研碎,温服之。日三服,夜二服。腹中未热,益至三四丸,然不及汤。汤法以四物依两数切,用水八升煮取三升,去滓,温服一升,日三服。四逆乃温下焦、中焦之法,理中为温上焦、中焦之法,各有部位也。

附子泻心汤 治心下痞,而复恶寒汗出。

大黄二两 黄连 黄芩各一两 附子一枚,炮,去皮,破,别煮取汁

上四味切三味,以麻沸汤二升渍之,须臾绞去滓,内附子汁,分温再服。治上焦用生药,故渍而不煎。附子能回阳止汗。

栀子豉汤 治汗吐下后,虚烦不得眠,及大下之后,身热未去,心中结痛,或微烦者。

栀子十四枚,擘 香豉四合,绵裹

上二味以水四升,先煮栀子得二升半,内豉,煮取一升半,去滓,分温二服。温进一服,得吐者,止后服。邪在至高之分,以此吐之。所谓在上者,因而越之也,此吐方之最和平者。

真武汤 治太阳汗出不解,仍发热,心悸头眩,身𥉂动,振振欲擗地者。又治少阴至四五日,小便不利,四肢沉重疼痛,自下痢,此为有水气。

茯苓　芍药　生姜各三两,切　白术二两　附子一枚,炮,去皮,破八片

上五味,以水八升煮取三升,去滓温服七合,日三服。此治水逆之正方。若咳者加五味半升,细辛、干姜各一两。若小便利者去茯苓。若下痢者去芍药,加干姜二两。若呕者去附子,加生姜,足前成半斤。

大黄黄连泻心汤　治伤寒脉浮紧,而复下之,紧反入里,则作痞,按之自濡,但气痞耳,此主之。

大黄二两　黄连一两

上二味,以麻沸汤二升渍之,须臾绞去滓,分温再服。凡治下焦之补剂,当多煎,以熟为主。治上焦之泻剂,当不煎,以生为主。此亦治至高之热邪,故亦用生药。

白通汤　治少阴下痢。

葱白四茎　干姜一两　附子一枚,生用,去皮,破八片

上三味,以水三升煮取一升,去滓,分温再服。此为寒痢。

白通加猪胆汁方　治服白通汤利不止,汗出而厥逆无脉,干呕而烦,服汤后,脉暴出者死,微续者生。

即白通汤煎成,内人尿五合,猪胆汗一合,分温再服。

猪肤汤　少阴病卜痢咽痛,胸满心烦者,此主之。

猪肤一斤　上一味,以水一斗煮取五升,去滓,加白蜜一升,白粉五合,熬香,和令相得,温分六服。引少阴之虚火下达。

甘草汤　桔梗汤　治少阴咽痛,先与甘草汤,不瘥,与桔梗汤。

甘草二两　上一味,以水二升煮减半,去滓,温服七

合,日二服。桔梗汤加桔梗一两,煎法同。此方制少阴在
上之火。

瓜蒂散 治太阳病,胸中痞硬,气上冲胸,不得息。
此胸中有寒也。又或手足厥冷,脉乍紧,心中烦满不能
食,病在胸中,并当吐之。

瓜蒂熬 赤小豆各一分

上二味,各别捣筛为散已,合治之。取一钱匕,以香
豉一合,用热汤七合,煮作稀糜,去滓,取汁和散,温顿服
之。不吐者,少少加,得快吐乃止。诸亡血虚家,不可
与之。

麻黄升麻汤 治伤寒六七日,大下后厥逆,寸脉沉
迟,下部脉不至,咽喉不利,吐脓血泄痢,为难治,此主之。

麻黄二两半,去节 升麻 当归各一两一分 知母
黄芩 萎蕤各十八铢 石膏碎,绵裹 白术 干姜 芍
药 天冬去心 桂枝 茯苓 甘草炙,各六铢

上十四味,以水一斗,先煮麻黄一两沸,去上沫,内诸
药,煮取三升,去滓,分温三服,令汗出愈。

旋覆代赭汤 治伤寒汗出吐下后,心下痞硬,噫气不
除,此主之。

旋覆花三两 人参二两 生姜五两,切 半夏半升,
洗 代赭石一两 大枣十二枚,擘 甘草三两,炙

上七味,以水一斗煮取六升,去滓再煎,取三升,温服
一升,日三服。

苦酒汤 治少阴病咽中生疮,声不出者。

半夏洗,破十四枚 鸡子一枚,去黄,内苦酒着壳中

上二味。内半夏着苦酒中,以鸡子壳置刀环中,安火

上,令三沸,去滓,少少含咽之,不差。更作三剂服之。制
法奇。

枳实栀子豉汤　治大病瘥后劳复。

枳实三枚,炙　栀子十四枚,擘　豉一升,绵裹

上三味,以清浆水七升,空煮取四升,内枳实、栀子,
煮取二升,下豉更煮五六沸,去滓,温分再服。复令微似
汗。若有宿食者,加大黄如博棋子大五六枚。大病后劳
复,庸医必作虚治,乃纯用降气清火之品,当细参之。

竹叶石膏汤　治伤寒解后,虚羸少气,气逆欲吐者。
方见通治,壮火食气,故少气者,多属火症。

烧裈散　治阴阳易病,其人身重少气,少腹里急,阴
中拘挛,热上冲胸,头重不举,眼中生花,膝胫拘急。

上取妇人中裈近阴处,剪烧灰,以水和服方寸匕,日
三服。小便即利,阴头微肿则愈。妇人病取男子裈裆
烧灰。

猪胆导法　以猪胆汁加醋,内谷道中。

蜜煎导法　以蜜煎老,捻作指大一条,内谷道中,以
手按之。

上二方俱治伤寒大发汗,小便利,津液内竭,大便虽
硬,不可攻之,用此法。

治男子新病起房内复者方《千金》

取女人月经赤帛,烧服方寸匕。亦治阴卵肿,缩入
腹,绞痛欲死。

治交接劳复阴卵肿缩腹中绞痛便欲死方《千金》

取所交接妇人衣服,以覆男子,立愈。

竹皮汤《外台》　治交接劳复,卵肿腹痛,便绝欲死。

青竹皮一升　上一味,水三升煮五六沸,绞汁顿服,立愈。此方范汪亦治大病后劳复。

疗食劳方《外台》

杏仁五十枚　上一味,以酢二升。煎取服之,取汗则差。

治结胸灸法《本事方》

巴豆十四枚　黄连七寸,连皮用

上捣细末,用津唾和成膏,填入脐心,以艾灸脐上,腹中有声,其病去矣。不拘壮数,以病退为度。才灸了,便以温汤浸手帕拭之,恐生疮也。此法最稳,凡胸中病俱可依此法外治。

鹊石散《本事方》　治伤寒发狂,弃衣奔走,踰墙上屋。

黄连　寒水石各等分

上为细末,每服二钱,浓煎甘草汁调服。

鳖甲散《活人书》　治伤寒八九日不瘥,名曰坏症伤寒,不能治者,宜此疗之。

升麻　前胡去芦　乌梅去核　枳实麸炒去麸　犀角镑　黄芩各半两　生地黄切,两合　甘草一分,炙　鳖甲去裙,米醋炙赤黄,杵碎,用半两

上剉如麻豆大,每服抄五钱匕,水一盏半,煎至八分,去滓温服。

升麻鳖甲汤《金匮》　阳毒之为病,面赤斑斑如锦纹,咽喉痛,唾脓血,五日可治,七日不可治,此汤主之。

升麻二两　当归一两　蜀椒炒去汗,一两　甘草二两　鳖甲手指大一片,炙　雄黄半两,研

上六味,以水四升煮取一升,顿服之。老小再服

取汗。

升麻鳖甲去雄黄蜀椒方 阴毒之为病，面目青，身痛如被杖，咽喉痛，五日可治，七日不可治。升麻鳖甲汤去雄黄、蜀椒主之。《肘后》、《千金方》阳毒用升麻汤，无鳖甲，有桂。阴毒用甘草汤，即本方无雄黄。活人阳毒升麻汤用犀角、射干、黄芩、人参，无当归、蜀椒、鳖甲、雄黄。蜀椒辛热之品，阳毒用而阴毒反去之，疑误。《活人书》加犀角等四味，颇切当。

栀子仁汤《活人书》 治阳毒，伤寒壮热，百节疼痛。

栀子仁一两 柴胡一两半 升麻 黄芩各二两 赤芍一两 大青一两 石膏二两 知母一两 甘草半两，炙杏仁二两，汤浸去皮尖及双仁者，麸炒微黄

上件捣为粗末，每服抄四钱，以水一盏入生姜半分，豉一百粒，煎至六分，去滓，不计时候温服。

还阳汤《本事方》 治阴毒，面色青，四肢逆冷，心躁腹痛。

用硫黄末，新汲水调下，良久或寒一起，或热一起，更看紧慢，再服一二钱，则为汗出差。

葳蕤汤《活人书》 治风湿兼疗冬温，及春月中风伤寒，发热头眩痛，喉咽干，舌强，胸内疼痞满，腰背强。

葳蕤三分 石膏一两，杵碎 白薇 麻黄汤泡，焙干称 川芎 葛根生者可用，二两尤妙 大羌活去芦 甘草炙 杏仁去皮尖双仁，捶碎，各半两 青木香一分，冬一两始，春用半两炒

上剉如麻豆大，每服五钱，水一盏半煎一盏，日三四服。此清散之剂，可治时疫。

白虎加苍术汤《本事方》 治湿温多汗。

知母五两 甘草二两,炙 石膏一斤 苍术 粳米各三两

上为末,每服四钱,水一盏半煎至七分,去滓,取汗温服。

黑膏《活人书》 治温毒发斑。

好豉一升 生地黄半斤,切

上二味,以猪膏二斤合,露之,煎令三分减一,绞去滓。用雄黄、麝香如大豆者,内中绞和,尽服之,毒便从皮中出则愈。凡外感之症,治之得宜,六七日间无不愈者。过期不愈,皆治之不得其法,所以或传经或变病,种种现症,不可穷极。以致治法千端,聚讼不息。故仲景伤寒论,治伤寒之正方不过数首,余皆误治之变症,故取治杂病之方随症救疗也。按:伤寒为外感之总名,传变出入,千头万绪,仲景《伤寒论》一字不可遗漏,今止举六经本症,及六经主方数首,以存大略,不可以此而废全书也。能将《伤寒》全书熟读而精通之,则凡为外感之病,游刃有余矣。故此集外感之方,选录甚少,意有在也。

百 合 病

《金匮》曰:百合病者,百脉一宗,悉致其病也。意欲食复不能食,常默然。欲卧不能卧,欲行不能行,饮食或有美时,或有不用闻食臭时。如寒无寒,如热无热,口苦小便赤,诸药不能治,得药则剧吐利,如有神灵者,身形如和,其脉微数,每溺时头痛者,六十日乃愈。若溺时头不痛,淅然者,四十日愈。若溺快然,但头眩者,二十日愈。其症或未病而预见,或病四五日而出,或病二十日或一月

微见者,各随症治之。

百合病见于阴者,以阳法救之。见于阳者,以阴法救之。见阳攻阴,复发其汗,此为逆。见阴攻阳,乃复下之,此亦为逆。此等症,病后得之者甚多,医者不知,多方误治,以致病气日深,不可救疗,始终无一人能识之者,遍地皆然也。百脉一宗悉病,盖肺朝百脉,故以百合治肺为主药。

百 合 病 方

百合知母汤《金匮》 百合病,发汗后者主之。

百合七枚,擘 知母三两,切

上先以水洗百合,渍一宿,当白沫出,去其水,更以泉水二升煎取一升,去滓,别以泉水二升煎知母,取一升,去滓后合和,煎服一升五合,分温再服。

滑石代赭汤《金匮》 百合病,下之后者主之。

百合七枚,擘 滑石三两,碎,绵裹 代赭石如弹丸大一枚,碎,绵裹

上先以水洗百合,渍一宿,当白沫出,去其水,更以泉水二升煎取一升,去滓,别以泉水二升煎滑石、代赭,取一升,去滓后合和,重煎取一升五合,分温服。

百合鸡子黄汤《金匮》 百合病,吐之后者主之。

百合七枚,擘 鸡子黄一枚

上先以水洗百合,渍一宿,当白沫出,去其水,更以泉水二升煎取一升,去滓,内鸡子黄,搅匀,煎五分,温服。

百合地黄汤《金匮》 百合病,不经吐下发汗,病形如初者主之。

百合七枚,擘 生地黄汁一升

上先以水洗百合,渍一宿,当白沫出,去其水,更以泉水二升煎取一升,去滓,内地黄汁,煎取一升五合,分温再服。中病勿更服。大便当如漆。

百合洗方《金匮》 百合病,一月不解,变成渴者主之。

百合一升,以水一斗渍之一宿,以洗身,洗已,食煮饼。勿以盐豉也。

瓜蒌牡蛎散《金匮》 百合病,渴不差者主之。

瓜蒌根 牡蛎熬,等分

上为细末,饮服方寸匕,日三服。

百合滑石散《金匮》 百合病,变发热者一作发寒热主之。

百合一两,炙 滑石三两

上为散,饮服方寸匕,日三服。当微利者止服,热则除。

感冒方附

九味羌活汤张元素方 四时发散。

羌活 防风 川芎 白芷 细辛 苍术 黄芩 甘草 生地

上加生姜三片,葱白三茎,水煎服。此外感之总方,惟生地不若易当归为佳。此方之分两,当因病之轻重加减,故为不一定之数。

败毒散《活人书》 治伤寒温疫,风湿风眩,拘倦风痰,头痛目眩,四肢痛,憎寒壮热,项强睛疼。

羌活 独活 前胡 柴胡 川芎 枳壳 白茯苓

桔梗 人参各一两 甘草五钱

上为细末,每服二钱,水一盏,入生姜三片,煎七分,温服或沸汤点服。烦热口渴加黄芩。

参苏饮《易简》 治感冒风寒,头痛发热,憎寒咳嗽,涕唾稠黏,胸膈满闷,脉弱无汗。

人参 苏叶 干葛 前胡 陈皮 枳壳 茯苓 半夏各八分 桔梗 木香 甘草各五分 生姜五片 大枣一枚

上十三味,水煎,热服取汗。

以上三方,乃感冒风寒之总法。其病只在皮毛肌肉之中,未入经络,故不能传变,大段驱散太阳阳明之风寒足矣。其有食者,则兼用消食之品可也。此等症四时皆有,南方最多。

寒 热

《灵》《素》

《灵·口问篇》:帝曰:人之振寒者,何气使然?岐伯曰:寒气客于皮肤,阴气盛,阳气虚,故为振寒、寒栗。

《素·逆调论》:黄帝问曰:人身非常温也,非常热也,为之热而烦满者何也?岐伯对曰:阴气少而阳气盛,故热而烦满也。帝曰:人身非衣寒也,中非有寒气也,寒从中生者何?岐伯曰:是人多痹气也,阳气少阴气多,故身寒如从水中出。帝曰:人有四肢热,逢风寒,如炙如火者何也?岐伯曰:是人者,阴气虚阳气盛,四肢者阳也,两阳相得,而阴气虚少,少水不能灭盛火,而阳独治,独治者,不能生长也。独胜而止耳。逢风寒如炙如火者,是人当肉烁也。帝曰:人有身寒,汤火不能热,厚衣不能温,然不冻栗,是为何病？岐伯曰:是人者,素肾气胜,以水为事,太阳气衰,肾脂枯不长,一水不能胜两火。肾者水也,而生于骨,肾不生则髓不能满,故寒甚至骨也,所以不能冻栗者。肝一阳也,心二阳也,肾孤脏也。一水不能胜二火,故不能冻栗,病名曰骨痹。是人当挛节也。帝曰:人之肉苛者,虽近于衣絮,犹尚苛也。是为何疾？岐伯曰:荣气虚卫气实也。荣气虚则不仁,卫气虚则不用,荣卫俱虚,则不仁且不用,肉如故也,人身与志不相有曰死。

移热移寒 《素·气厥论》:黄帝问曰:五脏六腑寒热相移者何？岐伯曰:肾移寒于脾,痈肿少气;脾移寒于肝,痈肿筋挛;肝移寒于心,狂鬲中;心移寒于肺,肺消,饮一溲二死不治。肺移寒于肾为涌水,涌水者,按腹不坚,水气客于大肠,疾行则鸣濯濯,如囊里浆水之病也。脾移热于肝则为惊衄,肝移热于心则死。心移热于肺,传为鬲消。肺移热于肾,传为柔痓。肾移热于脾,传为虚肠澼,死不可治。胞移热于膀胱,则癃溺血。膀胱移热于小肠,鬲肠不便,上为口糜。小肠移热于大肠,为虑瘕为沉。大肠移热于胃,善食而瘦,又谓之食亦。胃移热于胆,亦曰食,亦胆移热于脑,则辛频鼻渊。鼻渊者,浊涕不下止也,传为衄蔑瞑目,故得之气厥也。

《难　经》

寒热之病,候之如何也？然皮寒热者,皮不可近席;毛发焦鼻藁,不得汗;肌寒热者,皮肤痛,唇口藁,无汗;骨寒热者,病无所安,汗注不休,齿藁痛。阳维为病苦寒热。

《伤寒论》

病人身大热,反欲近衣者,热在皮肤,寒在骨髓也。身大寒,反不欲近衣者,寒在皮肤,热在骨髓也。

此种寒热,既非感冒,亦非伤寒,其浅深有皮肤骨髓之殊,其久暂有岁月之异。轻者有似感冒,重者即变骨蒸。所以《内经》以后诸书,寒热自有方论,不入伤寒等法,大段以清营中之热为主,其或有风有痰、有积有瘀者,则随症消息之可也。

寒 热 方

四时加减柴胡汤《金匮》 治五脏寒热。

柴胡 白术各八分 大腹槟榔四枚,并皮子用 陈皮五分 生姜五分 桔梗七分

已上冬三月柴胡稍多,春三月减白术,增枳实。夏三月又增甘草,仍用枳实、白术。秋三月同冬三月,惟陈皮稍多。

上各㕮咀,分为三帖,一帖以水三升煮取二升,分温三服。如人行四五里,进一服,渣再合煎一服。治寒热总不外柴胡。寒热久者,必有积滞。分读去声,二钱半为一分。

天行热病方《外台》 疗天行三日外至七日不歇,内热,令人更相染者着,主大青消毒汤。

大青四两 香豉八合熬,绵裹 干葛 栀子各四两生地一升,切 芒硝三两

上六味切，以水五升煮取二升半，去滓，下芒硝，分三服。一方有石膏八两。忌芜夷、热面、酒、蒜等物。此方专清阳明之热。

苦参汤《千金》 疗天行热病。五六日以上宜服。

苦参三两 黄芩二两 生地黄八两

上三味切，以水八升煮取二升，去滓，温服半升，日再服。忌芜夷。

凝雪汤《外台》 疗天行毒病，七八日热积胸中，烦乱欲死。

芫花一升 上一味，以水三升煮取一升半，渍故布薄胸上，不过再三薄，热则除，当温四肢，护厥逆也。按：本草芫花能治蛊毒。消胸中痰水。

大黄汤《外台》 疗天行五六日不解，头痛壮热，四肢烦疼，不得饮食。

大黄胃 黄连心肝 黄柏肾 栀子肺，各半两，擘

上四味，以水八升煮六七沸，内豉一升，葱白七茎，煮取三升，去滓，分三服，此许推然方，神良。又疗伤寒已五六日，头痛壮热，四肢烦疼，取汗，并宜老小。忌猪肉、冷水。此二黄汤之变，能除六经之热。

桃叶熏身法《外台》

水一石，煮桃叶取七斗，以荐席自围衣被盖上，安桃汤于床簀下，取热自熏，停少时，当雨汗，汗遍去汤，待歇速粉之。并灸大椎则愈。

按：寒热之因，千变万殊，有属外感，有属内伤，而外感内伤之中又各不同。其外有属痰饮，有属瘀血，有属积聚，有属败症，不可胜数。其治法各详于本病条下，当细审之。此只录时行热病之

数方耳。

霍乱 附转筋

《伤寒论》

问曰:病有霍乱者何? 答曰:呕吐而利,名曰霍乱。问曰:病发热头痛身疼恶寒吐利者,此属何病? 答曰:此名霍乱。自吐下,又利止,复更发热也。伤寒其脉微涩者,本是霍乱,今是伤寒,却四五日,至阴经上,转入阴必利,本呕下利者,不可治也。欲似大便,而反失气,仍不利者,属阳明也。便必硬,十三日愈。所以然者,经尽故也。下利后当便硬,硬则能食者愈。今反不能食,到后经中,颇能食,复过一经能食,过之一日当愈。不愈者,不属阳明也。吐利发汗,脉平小烦者,以新虚,不胜谷气也。此霍乱是伤寒变症,与霍乱本症微别。

《病 源》

霍乱者,由人温凉不调,阴阳清浊二气,有相干乱之时。其乱在于肠胃之间者,因遇饮食而变,发则心腹绞痛。其有先心痛者则先吐,先腹痛者则先利,心腹并痛者则吐利俱发。挟风而实者,身发热,头痛体疼,而复吐利;虚者但吐利,心腹刺痛而已。亦有饮酒食肉,腥脍生冷过度,因居处不节,或露卧湿地,或当风取凉,而风冷之气归于三焦,传于脾胃,脾胃得冷则不磨,不磨则水谷不消化,亦令清浊二气相干,脾胃虚弱,便为吐利,水谷不消,则心腹胀满,皆成霍乱。霍乱脉大可治,微细不可治。霍乱吐下,脉微迟,气息劣,口不欲言者,不可治。此霍乱之正病,言之最详。

干霍乱者,是冷气搏于肠胃,致饮食不消。但腹满烦乱,绞痛短气,其肠胃先挟实,故不吐利,名为干霍乱也。

霍乱而转筋者,由冷气入于筋故也。冷入于足之三阴三阳,则脚转筋。入于手之三阴三阳,则手转筋。随冷所入之筋,筋则转,转者皆由邪冷之气,击动其筋而移转也。

按:转筋之病,《金匮》有鸡屎白散一方,附脚气条下,而转筋之症不一,有平时常转筋者,有霍乱而转筋者,并有转筋入腹者,当用木瓜、吴茱萸等药,及外治汤熨之法,以备选择。

霍乱转筋方

五苓散 霍乱头痛发热,多欲饮水者主之。寒多不用水者,理中丸主之。二方俱《伤寒论》,见通治。

理中丸 此是寒霍乱之方,百不得一者也。误用者,害不旋踵。

加减方 若脐上筑者,肾气动也,去术加桂四两。吐多,去术加生姜三两。下多者还用术。悸者,加茯苓二两。渴欲得水者,加术足前成四两半。腹中痛者,加人参足前成四两半。寒者,加干姜成四两半。腹满者,去术加附子一枚,服汤后如食倾,饮热粥一升许,微自温,勿发揭衣服。

霍乱转筋入腹《千金》 极咸作盐汤,于槽中暖渍之则差。

又方 以醋煮青布搵脚膝,冷复易之。

又方《千金翼》 治霍乱转筋,两臂及脚胸胁诸转筋并主之。

香薷一把，水煮令极浓，服二三升即差。青木香亦佳。

广济高良姜汤《外台》 治霍乱吐利，转筋入腹。

高良姜　桂心各四两

上二味，以水七升煮取二升，去滓，分三服。此亦治寒霍乱之方。

霍乱转筋入腹方《外台》

木瓜子根皮，合煎汤服之。

茱萸汤《外台》 疗霍乱转筋不止。

吴茱萸一升　甘草　干姜各二两，泡　蓼子一把　乱发一两，烧　桂心二两

上六味，以水七升煮取二升三合，去滓，分温三服。

灸法《外台》 以手拗所患脚大拇指，当脚心急筋上七壮。又灸当足大拇指聚筋上七壮。又灸足大拇指下约中一壮。又灸涌泉，入腹者，灸脐左二寸十四壮。又灸股中大筋上阴一寸。转筋四逆者，灸两乳根黑际各一壮。转筋欲死者，灸脐上一寸十四壮。

藿香正气散《局方》 **一元散**河间 **苏合香丸**《局方》 **香薷饮**《局方》 俱见通治

痉

《金　匮》

太阳病发热无汗，反恶寒者，名曰刚痉。一作痓，余

同。太阳病发热汗出,而不恶寒,名曰柔痓。太阳病发热,脉沉而细者,名曰痓,为难治。太阳病发汗太多,因致痓。夫风病下之则痓,复发汗必拘急。疮家虽身疼痛,不可发汗,汗出则痓。病者身热足寒,颈项强急,恶寒,时头热,面赤目赤,独头动摇,卒口噤,背反张者,痓病也。若发其汗者,寒湿相得,其表益虚,即恶寒甚,发其汗已,其脉如蛇。暴腹胀大者,为欲解,脉如故,反伏弦者痓。夫痓脉按之紧如弦,直上下行。痓病有灸疮,难治。太阳病其症备,身体强几几然,脉反沉迟,此为痓。太阳病无汗,而小便反多,气上冲胸,口噤不得语,欲作刚痓。痓为病胸满口噤,卧不着席,脚挛急,必介齿。

痓　方

瓜蒌桂枝汤《金匮》　太阳病其症备,身体强几几然,脉反沉迟,此汤主之。

瓜蒌根二两　桂枝　芍药各三两　甘草二两　生姜三两　大枣十二枚

上六味,以水九升煮取三升,分为三服。取微汗,汗不出,食顷啜热粥发之。

麻黄加独活防风汤《金匮》　治刚痓。

麻黄　桂枝各一两　芍药三两　甘草半两　独活　防风各一两

上六味,每服一两,水煎。

痓病乃伤寒坏症,小儿得者犹有愈者,其余则百难疗一。其实者,或有因下而得生,虚者竟无治法。《金匮》诸方,见效绝少。

葛根汤《金匮》　**大承气汤**《金匮》　**桂枝加葛汤**有汗

用,见伤寒门　**小续命汤**见中风门

癃闭利淋

《灵》《素》

《灵·本输篇》三焦手少阳之脉入络膀胱,约下焦,实则闭癃,虚则遗溺。《五味篇》酸走筋,多食之令人癃。《素·宣明五气论》:膀胱不利为癃,不约为遗溺。《气厥论》:胞移热于膀胱,则癃溺血。《骨空论》:督脉为病,癃痔遗溺。

《金　匮》

淋之为病,小便如粟状,小腹弦急,痛引脐中。淋家不可发汗,发汗则必便血。热在下焦者,则尿血,亦令淋秘不通。小便不利者,有水气,其人苦渴。

《病　源》

石淋　淋而出石也,肾主水,水结则化为石。

气淋　肾虚膀胱热,气胀所为也。

膏淋　淋而有肥状似膏,故谓之膏淋,亦曰肉淋。此肾虚不能制于肥液,故与小便俱出也。

劳淋　为劳伤肾气,而生热成淋也。

血淋　热淋之甚者则尿血,心主血,血之行身通遍经络,循环脏腑,劳甚则散,失其常经,溢渗入胞,而成血淋也。

胞转　其病状脐下急痛,小便不通是也。或因小便应下而强忍之,或为寒热所迫,此二者俱合水气,还上气于胞,使胞屈别,不得充张,外水应入不得入,内溲应出不得出,外内相壅塞,故令不通。病至四五日,乃有致死者。饱食讫应小便而忍之,或饱食讫而走马,或小便急疾走,或忍水入房,皆令胞转或胞落,并致死。数便为癃绝,不便为胞转。

尿床　小便乃水液之余,从膀胱入于胞,夜卧则阳气衰伏,不能制于阴,所以阴气独发,于眠睡不觉尿出也。

癃闭利淋方

瓜蒌瞿麦丸《金匮》　小便不利者,有水气,其人苦渴,此主之。

瓜蒌根二两　茯苓三两　薯蓣三两　附子一枚,炮瞿麦一两

上五味末之,炼蜜丸梧子大,饮服三丸,日三服。不知增至七八丸。以小便利、腹中温为知。

滑石白鱼散《金匮》　主小便不利。

滑石二分　乱发二分,烧　白鱼二分

上三味,杵为散,饮服半钱匕,日三服。

茯苓戎盐汤《金匮》　小便不利主之。

茯苓半斤　白术二两　戎盐一枚,弹丸大

上三味,以水五升煮取三升,分温三服。

猪苓汤《金匮》　脉浮发热,渴欲饮水,小便不利者主之。

猪苓去皮　茯苓　阿胶　滑石　泽泻各一两

上五味,以水四升先煮四味,取二升,去滓,内胶烊消,温服七合,日三服。此蓄饮之症。

治诸种淋方《千金》

葵根八两　茅根　石首鱼头口各三两,宜用头中骨甘草一两　通草二两　贝子五合　天麻根五两

上七味㕮咀,以水一斗二升煮取五升,分五服,日三夜二。亦主石淋。治石淋尤切。

石韦散《千金》　治血淋。

石韦　当归　蒲黄　芍药

上四味各等分,治下筛,酒服方寸匕,日三。

胞转方《千金翼》　治丈夫女人胞转,不得小便八九日者。

滑石一斤　寒水石一两,碎　葵子一升

上三味,以水一斗煮取五升,尽服即利。

疗小便难方《本事方》　治便难小腹胀,不急治杀人。

用葱白三斤细剉,炒令热,以帕子裹,分作二处,更替熨脐下即通。

石韦散《局方》　治膀胱有热,淋沥不宣,或尿如豆汁,或便出砂石并治之。

木通剉,二两　石韦二两,去毛　滑石　白术　瞿麦芍药　葵子各三两　当归　甘草炙　王不留行

上为细末,每服二钱,小麦汤调下。食前,日二三服。

藕蜜煎《养老书》　治老人淋病,小便不利,痛闷之极。

藕汁五合　白蜜五合　生地黄汁一升

上相和,微火煎之,令如饧。空心含半匙,渐渐下饮食。忌热食炙肉。此方亦治血淋。

治石淋方《千金翼》

车前子二升绢袋贮,以水八升煮取三升,空腹顿服之。须臾当下石子,宿勿食,服之良。

治热淋方《千金翼》

白茅根四斤,以水一斗五升煮取五升,每服一升,日三夜二。

四汁饮　治热淋,小便赤涩疼痛。

葡萄取自然汁　生藕取汁　生地取汁　白蜜各五合

上和匀,先把一盏银器盛、石器内慢火熬沸,不拘时温服。

牛膝膏　治死血作淋。

桃仁去皮尖　归尾各一两　牛膝四两,酒浸一宿　赤芍　生地各一两半

水十钟,微火煎至二碗,入麝香少许,分四次,空心服。如夏月,用凉水换此膏不坏。

八正散《宝鉴》　治诸淋。

瞿麦　栀子　萹蓄　大黄　滑石　木通　车前子甘草各一钱

加灯心一钱煎服。

治小便失禁方《千金》

以水三升煮鸡肠,取一升,分三服。

家韭子丸　治遗溺,及阳气衰败,白浊遗精。

家韭子炒,六两　鹿茸四两,酥炙　肉苁蓉酒浸　牛膝酒浸　熟地　当归各二两　菟丝子酒浸　巴戟各一两半杜仲　石斛　桂心　干姜各一两

上为末,酒糊丸桐子大,每服五十丸,加至百丸,食前

盐汤、温酒任下。小儿遗尿者,多因胞寒,亦阳气不足也。别作小丸服。

夜多小便方《千金翼》 治膀胱冷,故小便至夜独多。

鸡肠五具,治如食法 羊肾一具,去脂并令干 赤石脂六两 龙骨三两 肉苁蓉四两 川连五两 桂心二两

上七味为末,每服方寸匕,日二服。五日中作羊肾炙一剂,十日外作羊肾臛,香味如常,食饱与之。

猪肚丸 治小便频数。

猪肚一个,莲子一升同煮,一同去皮心,焙干为末 舶上茴香五钱 破故纸一两,盐水炒 川楝子酒炒,去核,一两 母丁香三钱 加桑螵蛸一两尤效

蜜丸栀子大,每服五十丸,空心温酒送下。

缩泉丸 治脬气不足,小便频多。

乌药 益智仁各等分

上二味为末,酒煮山药糊丸如梧子大,每服五十丸,空心盐汤送下。一方有覆盆子。

治尿床《千金》 取鸡肶胵一具,并肠烧末,酒服。男雌女雄。

威喜丸见通治 **蒲灰散**见水肿 **龙脑鸡苏丸**治五淋血崩,见通治

兰台轨范 卷四

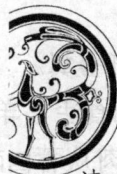

清·吴江徐灵胎洄溪　著
男　燨鼎和　校

湿

《金匮》

太阳病关节疼痛而烦，脉沉而细者，此名湿痹。湿痹之候，小便不利，大便反快，但当利其小便。湿家之为病，一身尽疼，发热，身色如熏黄也。此黄与黄疸各别。湿家，其人但头汗出，背强，欲得被覆向火，若下之早则哕，或胸满小便不利。舌上如胎者，以丹田有热，胸上有寒，渴欲得饮而不能饮，则口燥烦也。湿家下之，额上汗出，微喘，小便利者死，若下利不止者亦死。风湿相搏，一身尽疼痛，法当汗出而解，值天阴雨不止，医云：此可发汗，汗之病不愈者何也？盖发其汗，汗大出者，但风气去，湿气在，是故不愈也。若治风湿者，发其汗，但微微欲出汗者，风湿俱去也。湿家病身疼发热，面黄而喘，头痛鼻塞而烦，其脉大，自能饮食，腹中和无病，病在头中，寒湿故鼻塞。内药鼻中则愈。内鼻之药，《金匮》未载，俟广求其法以补之，亦不过牙皂、瓜蒂之类。

湿　方

麻黄加术汤《金匮》　湿家身烦疼,可与麻黄加术汤,发其汗为宜。慎不可以火攻之。

麻黄三两,去节　桂枝二两,去皮　甘草一两,炙　杏仁七十个,去皮尖　白术四两

上五味,以水九升先煮麻黄减二升,去上沫,内诸药,煮取二升半,去滓,温服八合,复取微似汗。此湿家发汗之主方。

防己黄芪汤《金匮》　风湿脉浮身重,汗出恶风者,此汤主之。

防己一两　甘草半两,炒　白术七钱半　黄芪一两一分,去芦。恶风,黄芪主之

上剉麻豆大,每抄五钱匕,生姜四片,大枣一枚,水盏半,煎八分,去滓温服,良久再服。喘者加麻黄半两。胃中不和者加芍药三分。气上冲者加桂枝三分。下有陈寒者加细辛三分。服后当如虫行皮中,从腰下如冰,后坐被上,又以一被绕腰下温,令微汗差。

麻黄杏仁薏苡甘草汤《金匮》　病者一身尽疼,发热日晡所剧者,名风湿。此病伤于汗出当风,或久伤取冷所致也。

麻黄半两,去节,汤泡　甘草一两,炙　薏苡仁半两　杏仁十个,去皮尖炒

上剉麻豆大,每服四钱,水一盏半煮八分,去滓温服,有微汗避风。

桂枝附子汤《金匮》　伤寒八九日,风湿相搏,身体疼

烦,不能自转侧,不呕不渴,脉浮虚而涩者,桂枝附子汤主之。若大便坚,小便自利者,去桂加白术汤主之。

桂枝四两,去皮　生姜三两,切　附子三枚,炮去皮,破八片　甘草二两,炙　大枣十二枚,擘

上五味,以水六升煮取二升,去滓,分温三服。

白术附子汤《金匮》

白术二两　附子一枚半,炮去皮　甘草一两,炙　生姜一两半,切　大枣六枚

上五味,以水三升煮取一升,去滓,分温三服。一服觉身痹,半日许再服,三服多尽。其人如冒状勿怪,即是术附并走皮中,逐水气未得除故耳。

甘草附子汤《金匮》　风湿相搏,骨节疼烦,掣痛不得屈伸,近之则痛剧,汗出短气,小便不利,恶风不欲去衣。或身微肿者,此汤主之。

甘草二两,炙　附子二枚,炮去皮　白术二两　桂枝四两,去皮

上四味,以水六升煮取三升,去滓,温服一升,日三服。初服得微汗则解。能食,汗出复烦者,服五合。恐一升多者,服六七合为妙。此风湿而兼寒者。

二妙散丹溪　治筋骨疼痛因湿热者。如有气加气药,如血虚加血药,如痛甚以姜汁热辣服之。

黄柏炒　苍术炒去皮

上为末,生姜研,沸汤调服。如表实气实者,少酒佐之。在表之湿当散之,在里之湿当燥之,诸方之义不外乎此。

黑地黄丸方见通治

暍

《金匮》

太阳中暍,发热恶寒,身重而疼痛,其脉弦细芤迟。小便已,洒洒然毛耸,手足逆冷,小有劳身即热,口开前板齿燥。若发其汗,则恶寒甚,加温针则发热甚,若下之则淋甚。此中暍乃中时行之热气,与卒然中暑,病象如霍乱者不同,当别之。

暍 方

白虎人参汤《金匮》 太阳中热者,暍是也。汗出恶寒,身热而渴,此汤主之。

知母六两 石膏一斤,碎 甘草二两 粳米六合 人参三两

上五味,以水一斗煮米熟汤成,去滓,温服一升,日三服。热入里则外恶寒,清里热则外寒自解。然亦须详审有表无表,方为精密。况凡属汗出多之病,无不恶寒者,以其恶寒汗出而误认为寒,用大顺散等热剂,则立危矣。

一物瓜蒂汤《金匮》 太阳中暍,身热疼重,而脉微弱,此以夏月伤冷水,水行皮中所致也。

瓜蒂二十个 上剉,以水一升煮取五合,去滓顿服。此方服之当吐。

香薷饮《局方》 治暑热乘凉饮冷,阳气为阴邪所遏,头痛发热恶寒,烦燥口渴,腹满吐泻者。

香薷一斤 厚朴姜汁炒 白扁豆炒,各半斤

上水煎,浸冷服。此治时行暑病之主方,其分两则五钱至一两止。

十味香薷饮

即前方加入人参、甘草、黄芪、木瓜、陈皮、白术、茯苓。

黄连香薷饮

即香薷饮加黄连。四两姜汁同炒黄色。

枇杷散《局方》　治中暑伏热,烦渴引饮,呕逆恶心,头目眩晕。

枇杷叶　陈皮　丁香　厚朴各五钱　白茅根　麦冬　木瓜　甘草炙,各一两　香薷七钱半

上为末,每二钱,姜三片,煎汤调服。温服亦可。如烦躁,井水调下。小儿三岁以下服五分,量大小加减。

蟾酥丸秘方

茅术　雄黄各一两　辰砂五钱　麝香一钱　丁香　牙皂各三钱　蟾酥五钱

上用火酒化蟾酥,打丸如凤仙子大,辰砂为衣,放舌底化下。重者二三丸。

千金丹秘方　即人马平安散

麝香　冰片各二钱　朱砂五钱　雄黄　硼砂　硝各一两　金箔一百张,或加牛黄

上七味为末,或水服二三分,或嗅少许于鼻内。

又刮痧法

用薄钱醮香油,刮胸背及臂股湾,令色紫疹起为度。或用妇人缚发油绳醮油刮亦可。

紫金锭　苏合丸《局方》　藿香正气散《局方》　生脉饮　六一散以上俱见通治

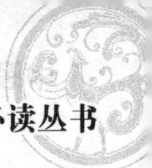

痎 疟

《素 问》

《疟论》:黄帝问曰:夫痎疟皆生于风,其畜作有时者何也?岐伯曰:疟之始发也,先起于毫毛,伸欠乃作,寒栗鼓颔,腰脊俱痛。寒去则内外皆热,头痛如破,渴欲冷饮。帝曰:何气使然?岐伯曰:阴阳上下交争,虚实更作,阴阳相移也。阳并于阴则阴实而阳虚,阳明虚则寒栗鼓颔也。巨阳虚则腰背头项痛。三阳俱虚则阴气盛,阴气盛则骨寒而痛。寒生于内,故中外皆寒。阳盛则外热,阴虚则内热,外内皆热则喘而渴,故欲冷饮也。此皆得之夏伤于暑,热气胜,藏于皮肤之内,肠胃之外,此营气之所舍也。此令人汗空疏腠理开。因得秋气,汗出遇风,及得之以浴,水气舍于皮肤之内,与卫气并居。卫气者,昼日行于阳,夜行于阴,此气得阳而外出,得阴而内薄,内外相薄,是以日作。帝曰:其间日作者何也?岐伯曰:其气之舍深,内薄于阴,阳气独发,阴邪内着,阴与阳争不得出,是以间日而作也。帝曰:其作日晏与日早者,何气使然?岐伯曰:邪气客于风府,循膂而下。卫气一日一夜大会于风府,其明日日下一节,故其作也晏。此先客于脊背也。每至于风府则腠理开,腠理开则邪气入,邪气入则病作。以此日作稍稍益晏。其出于风府,日下一节,二十五日下至骶骨,二十六日入于脊内,注于伏膂之内,其气上行,九日出于缺盆之中,其气日高,故作日益早。其间日发者,由邪气内薄于五脏,横连募原,其道远,其气深,其行迟,不能与卫气俱行，不得皆出，故间日乃作也。帝曰：夫子言卫气每至于风府，腠理乃发，发则邪气入，入则病作。今卫气日下一节，其气之发也，不当风府，其日作者奈何？岐伯曰：此邪气客于头项，循膂而下者也。故虚实不同，邪中异所，则不得当其风府也。故邪中于头项，气至头项而病；中于背，气至背而病；中于腰脊，气至腰脊而病；中于手足，气至手足而病。卫气之所在，与邪气相合，则病作，故风无常腑。卫气之所发，必开其腠理。邪气之所合，则其府也。帝曰：善。夫风之与疟也，相似同类，而风独常在，疟得有时而休者何也？岐伯曰：风气留其处，故常在；疟气随经络，沉以内薄，故卫气应乃作。帝曰：疟先寒而后热者何？岐伯曰：夏伤于大暑，其汗大出，腠理开发，因遇夏气凄沧之水寒，藏于腠理皮肤之中，秋伤于风，则病成矣。夫寒者阴气也，风者阳气也，先伤于寒而后伤于风，故先寒而后热，病以时作，名曰寒疟。帝曰：先热而后寒者何也？岐伯曰：此先伤于风而后伤于寒，故先热而后寒，亦以时作，名曰温疟。其但热而不寒者，阴气先绝，阳气独发，则少气烦冤，手足热而欲呕，名曰瘅疟。《内经》之文亦论其理如此，其实病变不同。不可执一而论，此等极多，不独论疟为然，故学者当以意会也。岐伯曰：疟之且发也，阴阳之且移也，必从四末始也。阳已伤，阴从之，故先其时坚束其处，令邪气不得入，阴气不得出，审候见之。在孙络盛坚而血者皆取之，此真往而未得并者也。帝曰：时有间二日或至数日发，或渴或不渴，其故何也？岐伯曰：其间日者，邪气与卫气客于六腑，而有时相失，不能相得，故休数日乃作也。其以秋病者寒甚，以冬病者寒不甚，以

春病者恶风,以夏病者多汗。《刺疟篇》:疟脉缓大虚,便
宜用药,不宜用针。凡治疟先发如食顷,乃可以治,过之
则失时也。诸疟而脉不见,刺十指间出血,血去必已。先
视身之赤如小豆者,尽取之。疟疾药当在未来时前服,刺疟
之法简易可学,不必习针法皆能之,亦治疟之要诀也。

　　风疟　《素·生气通天论》魄汗未尽,形弱而气烁,穴
腧以闭,发为风疟。又云:夏伤于暑,秋为痎疟。二日一发
者为痎疟,疟与痎同。

　　似疟　《素·至真要大论》帝曰:火热复恶寒发热,有
如疟状。或一日发,或间数日发,其故何也?岐伯曰:胜
复之气,会合之时,有多少也,阴气多而阳气少,则其发日
远,阳气多而阴气少,则其发日近。此胜复相搏,盛衰之
节,疟亦同法。疟亦同法,则非疟可知。

《金匮》

　　师曰:疟脉自弦,弦数者多热,弦迟者多寒,弦小紧者
下之差。弦迟者可温之,弦紧者可发汗针灸也,浮大者可
吐之,弦数者风发也,以饮食消息止之。但热不寒者,邪
气内藏于心,外舍分肉之间,令人消烁肌肉。

　　牝疟　疟多寒者,名曰牝疟。似当作牝字,诸本皆作
牡,存考。

疟　方

　　鳖甲煎丸《金匮》　病疟以月一日发,当以十五日愈。
设不差,当月尽解,如其不差,当云何?师曰:此结为癥
瘕。名曰疟母。急治之,宜此方。

鳖甲十一分,炙　乌扇三分,烧　黄芩三分　柴胡六分　鼠妇三分,熬　干姜三分　大黄三分　芍药五分　桂枝三分　葶苈一分,熬　石韦三分,去毛　厚朴三分　牡丹五分,去心　瞿麦二分　紫威三分　半夏一分　人参一分　蟅虫五分,熬　阿胶三分　蜂窠四分,炙　赤消十二分　蜣螂六分,熬　桃仁二分

上二十三味为末,取煅灶下灰一斗,清酒一斛五斗浸灰,候酒尽一半,着鳖甲于中,煮令泛烂如胶漆,绞取汁,内诸药,煎为丸如梧子大,空心服七丸,日三服。

白虎加桂枝汤《金匮》　温疟者,其脉如平,身无寒但热,骨节疼烦,时吐,此汤主之。

知母六两　甘草二两,炙　石膏一斤　粳米二合　桂枝三两,去皮

上剉,每五钱,水一盏半煮至八分,去滓,温服,汗出愈。《内经》以先热后寒为温疟,但热不寒为瘅疟。

蜀漆散《金匮》　疟多寒者,名曰牝疟,此汤主之。牝宜作牝。

蜀漆洗去腥　云母烧二日夜　龙骨等分

上三味杵为散,未发前以浆水服半钱匕。温疟加蜀漆半分,临发时服一钱匕。

柴胡去半夏加瓜蒌汤《金匮》　治疟病发渴者,亦治劳疟。

柴胡八两　人参　黄芩　甘草各三两　瓜蒌根四两　生姜二两　大枣十二枚

上七味,以水一斗二升煮取六升,去滓,煎取三升,温服一升,日二服。

柴胡桂姜汤《金匮》 治疟寒多微有热,或但寒不热。

柴胡半斤 桂枝三两,去皮 干姜二两 瓜蒌根四两 黄芩三两 牡蛎二两,熬 甘草二两,炙

上七味,以水一斗二升煮取六升,去滓再服。取三升,日三服。初服微烦,复服汗出便愈。

蜀漆丸《千金》 主痎疟。连年不差,服三七日定差方。

蜀漆 知母 白薇 地骨皮 麦门冬去心 升麻各五分 恒山一两半 石膏二两,研 香豉一合 萎蕤 乌梅肉 鳖甲各一两,炙 甘草三分,炙

上十三味,捣筛为末,炼蜜和丸如桐子大,空腹饮服十丸,日再,加至二三十丸。此方治三日疟为宜。

鲮鲤汤《千金》 主疟疾。江南瘴疟方,

鲮鲤甲四十枚,炙 乌贼鱼骨 附子炮,各一两,去皮 恒山三两

上五味㕮咀,以酒三升渍一宿,未发前稍稍啜之。勿绝吐之。并涂五心,一日断食,过时久乃食。用生药探吐法。

疗疟病医不能救者方《千金翼》 外治截疟法。

以绳量病人脚围,绕足跟及五指一匝讫,截断绳,取所量绳置项上着,反向背上,当绳头处中脊骨上,灸三十壮则定。候看复恶寒,急灸三十壮则定。比至过发一炊久候之,虽饥勿与食,尽日,此神验。男左足,女右足。

疗疟常山汤《外台》 吐法。

常山三两 上一味切,经浆水三升浸经一宿,煎取一升,欲发前顿服之。后微吐差止。忌生葱、生菜。

牡蛎汤《外台》 治牝疟。

牡蛎四两 麻黄四两,去节 甘草二两 蜀漆二两

上四味,以水八升先煮蜀漆、麻黄,去上沫,得六升,内诸药,煮取二升,温服一升。若吐则勿更服。

清脾汤《济生》 治热多阳疟。

青皮 厚朴 柴胡 黄芩 半夏 甘草 茯苓 白术 草果煨

上九味,各等分,加姜三片,水煎服。

常山饮《局方》 治痰疟。

常山火酒炒 知母 贝母 草果 槟榔各一钱 乌梅三个

上六味,加姜枣煎,疟未发时,面东温服。

乌梅引子 疗温疟、劳疟。

乌梅七个 桃柳心各七茎 葱白七茎 豆豉一合 甘草四分 柴胡四分 知母四分 大黄三分

上八味各细剉,以童子小便两茶碗宿浸,明旦早煎三二沸,去滓顿服差,未差更作服,三服永差。忌海藻、菘菜。

集验疟必从四肢始疗方

先其时一日顷,用细左索绳紧束其手足十指,过发时乃解之。此即《内经》之法。

四兽汤《易简》 治食疟、诸疟,和胃消痰。

半夏 人参 茯苓 白术 橘红 草果 生姜 乌梅 大枣 甘草各等分

上以盐少许淹食顷,湿纸厚裹,慢火煨香热,每服四钱,温服。

小柴胡汤见《伤寒》

治疟之法不外诸方,惟三日疟则煎剂不能取效,宜病日用煎方以驱邪,余两日用温补以扶元气。又加避风静养,则庶几矣。

痢

《素　问》

《通评虚实论》:帝曰:肠澼便血何如? 岐伯曰:身热则死,寒则生。帝曰:肠澼下白沫何如? 岐伯曰:脉沉则生,脉浮则死。帝曰:肠澼下脓血何如? 岐伯曰:脉悬绝则死,滑大则生。帝曰:肠澼之属,身不热,脉不悬绝何如? 岐伯曰:滑大者曰生,悬涩者曰死,以脏期之。《气厥论》:肾移热于脾,传为虚,肠澼死,不可治。《大奇论》肾脉小搏沉为肠澼下血,血温身热者死。心肝澼亦下血,二脏同病者可治。其脉小沉涩为肠澼,其身热者死。《太阴阳明论》:犯贼风虚邪,阳受之,饮食不节,起居不食者,阴受之。阳受之则入六腑,阴受之则入五脏。入六腑则身热,不时卧,上为喘呼;入五脏则填满闭塞,下为飧泄,久为肠澼。此俗所谓肠红病也。

《金　匮》

六腑气绝于外者,手足寒,上气脚缩。五脏气绝于内者,痢不禁,下甚者,手足不仁。下痢脉沉弦者下重,脉大者为未止,脉微弱数者为欲自止,虽发热不死。下痢手足厥冷,无脉者,灸之不温,若脉不还,反微喘者死。少阴负跌阳者为顺也。下痢有微热而渴,脉弱者,令自愈。下痢渴者自愈,以阳气复而寒邪去也。下痢脉数有微热,汗出令自愈。设脉紧,为未解。下痢脉数而渴者,令自愈。设不差,必清脓血,以有热故也。下痢气者,当利其小便。下利清谷,不可攻其表,汗出必胀满。下痢脉沉而迟,其人面少赤,身有微热。下痢清谷者,必郁冒,汗出而解,病人必微厥。所以然者,其面戴阳,下虚故也。下痢后脉绝,手足厥冷,晬时脉还,手足温者生,脉不还者死。下痢腹胀满,身体疼痛者,先温其里,乃攻其表。以上诸症,皆属阴寒之痢,非暑毒之病也。治法大相悬殊。

《病　　源》

痢而赤白者,是热乘于血,血渗透于肠内则赤也;冷气入肠搏肠间,津液凝滞则白也。冷热相交,故赤白相杂,重者状如脓涕,而血杂之。轻者白脓上有赤脉薄血,状如鱼脂脑,世为鱼脑痢也。

血痢者,热毒折于血,入大肠故也。

休息痢者,胃脘有停饮,因痢积久,或冷气、或热气乘之,气动于饮,则饮动而肠虚,受之故为痢也。

痢如膏,由脏腑虚冷,气入于大肠成痢,冷气积肠又虚滑,脂凝如膏也。

蛊蛀痢,毒气侵于脏腑,如病蛊蛀之家,痢血杂脓,瘀黑有片,如鸡肝,与血俱下是也。

杂痢为痢色无定,或水谷,或脓血,或青或黄,或赤或白,变杂无常,或杂色相兼而痢也。挟热则黄赤,热甚则变脓血也。冷则白,冷甚则青黑,皆由饮食不节,冷热不调，胃气虚，故变易。

痢　方

桃花汤《金匮》　下痢便脓血者，此汤主之。

赤石脂一斤，一半剉一半筛末　干姜一两　粳米一升

上三味，以水七升煮米令熟，去滓，温服七合，内赤石脂末方寸匕，日三服。若一服愈，余勿服。此治下焦滑脱之痢。

白头翁汤《金匮》　热痢下重者，此汤主之。

白头翁　黄连　黄柏　秦皮各三两

上四味，以水七升煮取二升，去滓，温服一升，不愈再服。

紫参汤《金匮》　下痢，肺痛，此汤主之。

紫参半斤　甘草三两

上二味，以水五升先煮紫参，内甘草，煮取一升半，分温三服。紫参疑即烛上染红色者。

诃藜勒散《金匮》　治气痢。

诃藜勒十枚，煨　上一味为散，粥饮和，顿服。

甘草泻心汤《伤寒论》　伤寒中风，医反下之，其人下痢，日数行，谷不化，腹中雷鸣，心下痞硬而满，干呕心烦不得安，此汤主之。

甘草四两，炙　黄芩　干姜各三两　半夏半升　黄连一两　大枣十二枚

上六味，以水一斗煮取六升，去滓，再煎服三升，温服一升，日三服。此治上焦不和之痢。

黄芩汤《伤寒论》　太阳与少阳合病，自下痢者，与黄

111

芩汤。若呕者,黄芩加半夏生姜汤。若伤寒本自寒下,医复吐下之,寒格更逆吐下。若食入口即吐,干姜黄连黄芩人参汤主之。

黄芩三两　甘草　芍药各二两　大枣十二枚

上四味,以水一斗煮取三升,去滓温服一升,日再,夜一服。此热痢之主方。

黄芩加半夏生姜汤《伤寒论》

即前方加半夏半升,生姜三两,煎服法同。

干姜黄连黄芩人参汤《伤寒论》

干姜　黄连　黄芩　人参各三两

上四味,以水六升煮取二升,分温再服。泻心汤以下四方,皆以黄芩为主,而因症加减,为痢疾之正方也。

赤石脂禹余粮汤《伤寒论》　伤寒服汤药,下痢不止,心下痞硬,服泻心汤已,复以他药下之,痢不止,医以理中汤与之。痢益甚,理中者理中焦,此痢在下焦,此汤主之。

赤石脂碎　禹余粮碎,各一斤

已上二味,以水六升煮取二升,去滓,三服。下焦乃大肠之底也。

雄黄丸　《夷坚甲志》云:昔虞丞相自渠州被召,途中冒暑得疾,泄泻连月,梦壁间有韵语方一纸,读之数遍。其词曰:毒暑在脾,湿气连脚,不泄则痢,不痢则疟,独炼雄黄,蒸饼和药,甘草作汤,服之安乐。别作治疗,医家大错,如方制药,服之遂愈。此方治暑毒痢。

柴胡加芒硝汤《伤寒论》　治伤寒胸满而呕,日晡所发潮热,已而微痢,先以小柴胡解外,后以此主之。

即柴胡汤方加芒硝二两。

上先煮柴胡汤，去滓，内芒硝，分温再服，不解更作。

瓜蒌散　治五色痢，久不愈者。

瓜蒌一个，以炭火煨存性，盖地上出火毒　上研细，温酒服尽。

疗热毒痢血片脐下绞刺痛方《外台》

升麻　地榆　茜草　黄连各六分　犀角四分　生地八分　栀子　薤白　香豉各二合

上九味，水六升煮取一升五合，分温三服，日再。此血痢之主方。

主赤白痢方《外台》

黄连二两　阿胶四片

上二味，以酒二升合黄连煎十五沸，去滓，然后内阿胶令烊，温服三升。此治血热之痢。

疗五疳蒸下痢方《外台》

苦参　青箱　甘草炙，各三两

上三味，以水四　煮取二升半，分三灌即愈。凡蒸，但服地汁即差。此兼治虫。

薤白汤《活人书》　伤寒下痢，如烂肉汁，赤白滞下，伏气腹痛，诸热毒，并皆治之。

豉半斤，绵裹　薤白一两　栀子七枚，大者破之

上剉如麻豆大，以水二升半先煮栀子十沸，下薤白，煎至二升许，下豉，煎取一升二合，去滓，每服一汤盏。

诃藜勒丸《局方》　治肠胃积寒，久痢纯白，或有青黑，日夜无度。

肉豆蔻去皮　木香　干姜炮，各二十两　缩砂仁　诃藜勒皮　川乌头炮去皮脐　白矾煅，各二十分　龙骨洗

赤石脂各八十两

上为末,用粟米饭为丸梧子大,每服二十丸至三十丸。温粟米饮下,食前服。甚者可倍加丸数。此温涩之剂。

葛根汤 葛根黄芩黄连汤 当归四逆汤 大承气汤 小承气汤 四逆散 四逆汤 白通加猪胆汁汤 白通汤 四逆加人参汤 通脉四逆汤 猪肤汤 阳毒升麻汤以上十三方俱见伤寒门 **生姜泻心汤**见呕吐门 **乌梅丸**方见虫门 **威喜丸**方见通治。此方和剂名感应丸

癫 狂 痫

《灵》《素》

《灵·癫狂篇》:狂始生,先自悲也。喜忘苦怒善恐者,得之忧饥。狂始发,少卧不饥,自高贤也,自辨智也,自尊贵也。善骂詈,日夜不休。狂言惊善笑,好歌乐,妄行不休者,得之大恐。狂,目妄见,耳妄闻,善呼者,少气之所生也。狂者多食,善见鬼神,善笑而不发于外者,得之有所大喜。

骨癫 《灵·癫狂篇》:骨癫疾者,颜齿诸腧分肉皆满而骨居,汗出烦悗,呕多沃沫,气下泄不治。

筋癫疾 《灵·癫狂篇》:筋癫疾者,身倦挛急,呕多沃沫,气下泄不治。

脉癫疾 《灵·癫狂篇》:脉癫疾者,暴仆,四肢之脉皆胀而纵,脉满尽刺之出血,呕多沃沫,气下泄不治。

《素·生气通天论》：阴不胜其阳，则脉流薄疾，并乃狂。《宣明五脏论》：五邪乱，邪入于阳则狂。《调经论》：血并于阴，气并于阳，故为惊狂。《至真要大论》：诸躁狂越，皆属于火。《通评虚实论》：帝曰：癫疾何如？岐伯曰：脉搏大滑，久自已；脉小坚危，死不治。帝曰：癫疾之脉，虚实何如？岐伯曰：虚则可治，实则死。《阳明脉解篇》：岐伯曰：四肢者，诸阳之本，阳盛则四肢实，实则能登高也。帝曰：其弃衣而走者何也？岐伯曰：热盛于身，故弃衣欲走也。帝曰：其妄言骂詈，不避亲疏而歌者何也？岐伯曰：阳盛则使人妄言骂詈，不避亲疏，而不欲食，不欲食故妄走也。

阳厥怒狂　《素·病能论》：帝曰：有病怒狂者，此病安生？岐伯曰：阳气者，因暴折而难决，故善怒也。病名曰阳厥。帝曰：治之奈何？岐伯曰：夺其食即已。使之服以生铁落为饮，夫生铁落者，下气疾也。

胎病　《素·奇病论》：帝曰：人生而有病癫疾者，病名曰何？安所得之？岐伯曰：病名为胎病。此得之在母腹中时，其母有所大惊，气上而不下，精气并居，故令子发为癫疾也。

《难　　经》

癫疾始发，意不乐，僵仆直视，其脉三部阴阳俱盛是也。重阳者狂，重阴者癫。

《病　　源》

风癫　风癫者，由气血虚邪入于阴经故也。又人在胎,其母卒大惊,精气并居,令子发癫。其发则仆地吐涎沫,无所觉是也。此俗名羊头疯。

五癫 五癫者,一曰阳癫,发如死人,遗尿,食顷乃解。二曰阴癫,初生小时脐疮未愈,数洗浴,因此得之。三曰风癫,发时眼目相引,牵纵反强,羊鸣,食顷方解。四曰湿癫,眉头痛身重,坐热沐头,湿结脑肺未止得之。五曰马癫,发作时时,反目口噤,手足相引,身体皆然。

鬼魅 凡人有为鬼物所魅,则好悲而心自动,或心乱如醉,狂言惊怖,向壁悲啼,梦寐喜魇,或与鬼神交通,病苦乍寒乍热,心腹满,短气不能饮食,此魅之所持也。

十岁以上为癫,十岁以下为痫,大体不外三种,风惊食是也。

《千 金》

惊痫 痫分心、肝、脾、肺、肾、膈肠之病,及马、牛、羊、猪、犬、鸡之别。其象各有所似。

癫 狂 方

生铁落为饮《素问》

生铁落即炉冶间锤落之铁屑,用水研浸,可以为饮。其属金,其气寒而重,最能坠热开结,平水火之邪,故可以下气疾,除狂怒也。凡药中用铁精、铁华粉、针砂、铁锈水之类,皆同此意。此治狂怒之方,以镇肝为主。

桂枝去芍药加蜀漆龙骨牡蛎救逆汤《伤寒论》 治伤寒脉浮,医以火迫劫之,亡阳,必惊狂,起卧不安者。

即桂枝汤去芍药加蜀漆三两,洗去腥 牡蛎五两,熬

龙骨四两

上七味，以水一斗煮取二升，先煮蜀漆，内诸药，煮取三升，去滓，温服一升。

柴胡加龙骨牡蛎汤《伤寒论》 治伤寒下之惊烦，小便不利，谵言身重，不能转侧，此汤服之。

柴胡 龙骨 人参 茯苓 铅丹 黄芩 桂枝各一两半 半夏二合 大黄二两 牡蛎一两，生 生姜一两半 大枣六枚

上十二味，以水八升煮取四升，内大黄更煮，去滓，温服一升。

治癫狂百病《千金翼》

大麻子四升，上好者 以水六升煮令芽生，去滓，煎服二升，空腹顿服。或多言语，勿怪，但使人摩手足。煮法奇。

莨菪子散《外台》 治五痫。

猪卵一具，阴干一百日 莨菪子三斤 牛黄八分 鲤鱼胆五分 桂心一两，研

上五味，以清酒一升渍莨菪子，暴令干，尽酒止，捣合下筛，酒服，五分，日再。当醉，不知稍增。

抱胆丸类方 治一切癫痫疯狂，或因惊恐怖畏所致。及妇人产后血虚，惊气入心。并室女经脉通行，惊邪蕴结。

水银 朱砂细研，各二两 黑铅一两半 乳香一两

上将黑铅入铫子内，下水银结成砂子，次下朱砂、乳香，乘热用柳木捶研匀，丸鸡豆大，每服一丸，并花水吞下。病者得卧，切莫惊动，觉来即安，再服一丸除根。

琥珀寿星丸《局方》 治心胆被惊,神不守舍,或痰迷心窍,恍惚健忘,妄言妄见。

天南星一斤,掘坑深二尺,用炭火五升于坑内烧红,取出炭,扫净,用好酒一斤浇,将南星趁热下坑内,用盆急盖,讫泥壅,合经一宿,取出再焙干为末 琥珀四两,另研 朱砂一两,研飞,一半为衣

上和猪心血三个,生姜汁打面糊,搅令稠黏,将心血和入药末,丸如桐子大,每服五十丸,煎人参汤下,日三。

控涎丹类方 治诸痫久不愈,顽涎聚散无时,变生诸症。

川乌用生 半夏汤洗 白僵蚕炒,各半两,生姜汁浸一宿 铁粉三钱,研 全蝎 甘遂各二钱半,面裹煨

上为细末,生姜自然汁为丸如绿豆大,朱砂为衣,每服五十丸,食后生姜汤下,忌食甘草。

独效苦丁香散 治忽患心疾,癫狂不止,得之惊忧。痰风上犯心包,当治其源。

以苦丁香,即瓜蒂半两为末,每服一钱,井花水调满盏投之。得大吐,熟睡,勿令人惊起。

甘遂散类方 治癫狂及妇女心风血邪。

甘遂末一钱,用猪心取三管血三条,和甘遂多少和之。将心批作二片,入药在内合之。绵缚,外用皮纸裹湿,慢火煨熟,勿令焦,取药细研碾。入辰砂末一钱和匀,令作四丸,每服一丸,将所煨猪心煎汤化下。再服用别猪心,过半日大便下恶物,后服调和胃气丸。此病乍作乍醒者苏,不食迷痴者不治。

苦参丸《外台》 治狂邪发恶,或披头大叫,欲杀人,不

避水火。以苦参为丸,蜜丸桐子大,每服十丸,薄荷汤下。

礞石滚痰丸《养生主论》 **苏合香丸**《局方》 **至宝丹**以上三方,俱见通治

按:癫痫一症,其轻者不拘何方可愈,重者必用煅炼秘方,仅能有效。

痰　饮

《金　匮》

问曰:夫饮有四,何谓也? 师曰:有痰饮,有悬饮,有溢饮,有支饮。问曰:何以异? 师曰:其人素盛今瘦,水走肠间,沥沥有声,谓之痰饮。饮后水流在胁下,咳唾引痛,谓之悬饮。饮水流行,归于四肢,当汗出而不汗出,身体疼痛,谓之溢饮。咳逆倚息,短气不得卧,其形如肿,谓之支饮。水在心,心下坚筑短气,恶水不欲饮。水在肺,吐涎沫,欲饮水。水在脾,少气身重。水在肝,胁下支满,嚏而痛。水在肾,心下悸。夫心下有留饮,其人背寒冷如手大。留饮者,胁下痛引缺盆,咳嗽则辄已。胸中有留饮,其人短气而渴,四肢历节痛,脉沉者,有留饮。膈上病痰,满喘咳吐,发则寒热,背痛腰疼,目泣自出,其人振振,身𥆧剧,必有伏饮。夫病人饮水多,必暴喘满。凡食少饮多,水停心下,甚者则悸,微者短气,脉双弦者寒也。皆大下后喜虚,脉偏弦者饮也。病痰饮者,当以温药和之。温药和之,治饮总诀。夫有支饮家,久咳数岁,其脉弱者可治,实大数者死。其脉虚者必苦冒,其人本有支饮在胸中故

也,治属饮家。夫短气有微饮,当从小便去之。病溢饮者,当发其汗。水在中当利小便,水在四肢当发汗,此亦总诀。呕家本渴,渴者为欲解,今反不渴,心下有支饮故也。假令瘦人,脐下有悸,吐涎沫而癫眩,此水也。先渴后呕,为水停心下,此属饮家。全部《内经》无一痰字,然世间痰饮之病最多,惟仲景大创厥论,而后万世治痰之法始备。

《病　　源》

癖饮　由饮水多,水停聚两胁之间,遇寒气相搏,则结聚成块,在胁下弦亘起,按之作水声。饮成形者为癖。

酒癖　因大饮酒后,渴而饮引无度,酒与饮停滞在胁肋下,结聚成癖,时时作痛,其状胁下气急而痛。

鬲痰　谓痰水结于胸膈之上,又犯大寒,使阳气不行,令痰水结聚不散,而阴气逆上。上与风痰相结,上冲于头,即令头痛。或数岁不已,久之脑痛,故云鬲痰头痛。若手足寒至节即死。

痰　饮　方

苓桂术甘汤《金匮》　心下有痰饮,胸胁支满,目眩,此方主之。短气有微饮,当从小便去之,此主之。肾气丸亦主之。

茯苓四两　桂枝　白术各三两　甘草一两

上四味,以水六升煮取三升,分温三服,小便则利。

甘遂半夏汤《金匮》　病者脉伏,其人欲自利,利反快,虽利,心下续坚满,此为留饮欲去故也,此汤主之。

甘遂大者三枚　半夏十二枚　芍药五枚　甘草如指大

一枚,炙 一本无。

上四味,以水二升煮取半升,去滓,以蜜半升和药汁,煎取八和,顿服之。甘遂、甘草同用,下饮尤速。

十枣汤《金匮》 脉沉而弦者,悬饮内痛,此方主之。咳家其脉弦,为有水,此主之。又支饮家咳烦,胸中痛者,不卒死,至一百日或一岁,亦宜此汤。

芫花熬 甘遂 大戟各等分

上三味捣筛,以水一升五合先煮肥大枣十枚,取八合,去滓,内药末,强人服一钱匕,羸人服半钱,平旦温服之。不下者明日更加半钱。得快之后,糜粥自养。此以散作汤法。

小青龙汤《金匮》 治心下有水气,干呕发热,或咳或痢,少腹满而喘。

麻黄去节 芍药各三两 五味子半升 干姜 甘草炙 细辛 桂枝去皮,各三两 半夏半升,汤洗

上八味,以水一斗先煮麻黄减二升,去上沫,内诸药,煮取三升,去滓,温服一升。若微痢者,去麻黄,加芫花,如鸡子大,熬令赤色。渴者去半夏,加瓜蒌根三两。噎者去麻黄,加附子一枚,炮。小便不利,少腹满,去麻黄,加茯苓四两。喘者去麻黄,加杏仁半升,去皮尖。

木防己汤《金匮》 膈间支饮,其人喘满,心下痞坚,面色黧黑,其脉沉紧,得之数十日,医吐下之不愈,此汤主之。虚者即愈,实者三日复发,复与不愈者,宜此汤去石膏加茯苓芒硝汤主之。

木防己三两 石膏十二枚,鸡子大 桂枝二两 人参四两

上四味，以水六升煮取二升，分温再服。

木防己去石膏加茯苓芒硝汤《金匮》

即前方去石膏，加茯苓四两，芒硝三合

上五味，以水六升先煮四味，取二升，去滓，内芒硝再微煎，分温再服，微痢则愈。

泽泻汤《金匮》 治心下有支饮，其人苦冒眩。

泽泻五两 白术二两

上二味。以水二升煮取一升，分温再服。此亦从小便去之法也。

小半夏汤《金匮》 呕家本渴，渴者为欲解，今反不渴，心下有支饮故也。此汤主之。

半夏半升 生姜半斤

上二味，以水七升煮取一升半，分温再服。此专呕之方。

小半夏加茯苓汤 治卒呕吐，心下痞，膈间有水，眩悸者，此汤主之。

即前方加茯苓三两一法四两，煎法同。加茯苓而眩悸，愈知茯苓治水之力大矣。

葶苈大枣泻肺汤《金匮》 治支饮不得息。

葶苈熬令黄色，捣丸如弹子大 大枣十二枚

上先以水三升，煮枣取二升，去枣内葶苈，煮取一升，顿服。不得息，肺病也，所以专治肺。

桂苓五味甘草汤《金匮》 咳逆倚息不得卧，服小青龙已，多唾口燥，寸脉沉尺脉微，手足厥逆，气从小腹上冲胸咽，手足痹，其面翕热如醉状，因复下流阴股，小便难，时复冒者，与此汤，治其气冲。

茯苓四两 桂枝四两，去皮 甘草炙，三两 五味子

半升

上四味,以水八升煮取三升,去滓,分温三服。此方五味子不与干姜同服,因服小青龙之后,发泻已甚而气冲,故专于敛肺也。

苓甘五味姜辛汤《金匮》 冲气即低,而反更咳,胸满者,用苓桂五味甘草汤去桂加姜辛,以治其咳满。

茯苓四两 甘草 干姜 细辛各三两 五味半升

上五味,以水八升煮取三升,去滓,温服半升,日三。

苓桂五味姜辛半夏汤《金匮》 咳满即止,而更复渴,冲气复发者,以细辛、干姜为热药也,服之当遂渴,而渴反止者,为支饮也。支饮者,法当冒,冒者必呕,呕者复内半夏,以去其水。

茯苓四两 甘草 细辛 干姜各二两 五味 半夏各半升

上六味,以水八升煮取三升,去滓,温服半升,日三。

苓桂五味加姜辛半夏杏仁汤《金匮》 水去呕止,其人形肿者,加杏仁主之。其证应内麻黄,以其人遂痹,故不内之。若逆而内之者必厥,所以然者,以其人血虚,麻黄发其阳故也。

即前方加杏仁半升,去皮尖 煎服法同。

苓甘五味加姜辛半夏杏仁大黄汤《金匮》 若面热如醉,此为胃热上冲,熏其面,加大黄以利之。

即前方再加大黄三两,煎服法同。以上五方,因症加减,精义当细参。

厚朴大黄汤《金匮》 支饮胸满者主之。

厚朴一尺 大黄六两 枳实四枚

上三味,以水五升煮取二升,分温再服。专治胸满。

痰饮头痛往来寒热方《千金翼》

常山一两　云母粉二两

上二味,捣筛为散,热汤服方寸匕,吐之止,吐不尽更服。

赤石脂散《千金翼》　痰饮吐水无时,其源为冷饮过度,脾胃气羸,饮食入胃变冷水,反吐不停。

赤石脂三升　上二味为散,服方寸匕,酒饮并可下。渐加三匕,尽三斤,终身不吐水,又不下利,补五脏,令人肥健。有人患饮,诸药不瘥,服此一斤即愈。《本事方》云:此方试之神效。

前胡丸　治心头痰积,宿水呕逆,不下食。

前胡　白术　甘草各五分,炙　麦冬去心,六分　旋覆花　豆蔻各三分　人参六分　枳实炙　大黄各四分

上九味为末,蜜丸桐子大,空腹酒下二十丸,渐加至三十丸。忌桃李鱼蒜等物。

范汪大甘遂丸《外台》　治留水久澼。

芫花熬　甘遂　葶苈熬　大黄　苦参　大戟　芒硝　贝母　桂心各一两　杏仁三十枚　巴豆三十枚,去皮心熬　乌喙三分,炮令拆

上十二味为末,共巴豆、杏仁捣如膏,蜜丸如豆大,服二丸,日三。不知稍加,以意将息之。忌芦笋、猪肉、生葱。

矾石汤《外台》　治胸中痰澼,头痛不欲食,及饮酒则阻痰。

矾石一两,以水二升煮取一升,内蜜半升,顿服之,须臾未吐,饮少热汤。

金珠化痰丸《局方》 治胸膈烦闷,涕唾稠黏,痰实咳嗽,咽溢不利。

辰砂研飞,二两 生白龙脑细研,半两 皂荚子炒,黄色 白矾光明者于铁石器内熬汁尽,冷研 铅白花细研 天竺黄研,各一两 金箔二十片为衣 半夏汤洗七次用,生姜一两去皮,同捣细作饼,炙微黄色,四两

上以半夏、皂荚子为末,与诸药研匀,生姜汁煮面糊丸如桐子大,每服十丸至十五丸,生姜汤下,食后临卧服。此方制半夏之法颇妙,治上膈之痰最宜。

葛花解酲汤东垣 治酒伤而成饮癖。

莲花青皮三分,去穰 木香五分 橘皮去白 白茯苓 人参 猪苓各一钱五分 神曲炒 泽泻 干姜 白术各二钱 白豆蔻仁 葛花 砂仁各五钱

上为细末和匀,每服三钱,白汤调下。但得微汗,酒病去矣。不可恃此过饮。频服取汗,以损天年。

大青龙汤《金匮》,见《伤寒》 **防己椒目葶苈大黄丸**《金匮》,见水肿 **五苓散**《金匮》 **二陈汤**《和剂》 **肾气丸 青州白丸 六君子汤 二贤散**以上六方俱见通治 **小青龙加石膏汤**见咳嗽

痰饮之症十居三四,患之者无不胃疼呕逆,乃普天下医家无人能知之者,人立一说,治无一效,言之慨然。

咳嗽附肺胀

《灵》《素》

《灵枢·玉版篇》:咳脱形,身热,脉以小疾,是逆也。

不过十五日而死矣。脉小以疾，决死之法尽此四字。

《素问·咳论》：帝曰：肺之令人咳，何也？岐伯曰：五脏六腑皆令人咳，非独肺也。皮毛者，肺之合也。皮毛先受邪气，邪气以从其合也。其寒饮食入胃，从肺脉上至于肺则肺寒，肺寒则外内合邪，因而客之，则为肺咳。五脏各以其时受病，非其时各传以与之。肺咳之状，咳而喘息有音，甚则唾血。心咳之状，咳则心痛，喉中介介如哽状，甚则咽痛喉痹。肝咳之状，咳则两胁下痛，甚则不可以转，转则两胠下满。脾咳之状，咳则右胠下痛，阴阴引肩背，甚则不可以动，动则咳剧。肾咳之状，咳则腰背相引而痛，甚则咳涎。五脏之久咳，乃移于六腑。脾咳不已，则胃受之，胃咳之状，咳而呕，呕甚则长虫出。肝咳不已，则胆受之，胆咳之状，咳呕胆汁。肺咳不已，则大肠受之，大肠咳状，咳而遗矢。心咳不已，则小肠受之，小肠咳状，咳而失气，气与咳俱失。肾咳不已，则膀胱受之，膀胱咳状，咳而遗溺。久咳不已，则三焦受之，三焦咳状，咳而腹满，不欲食饮，此皆聚于胃，关于肺，使人多涕唾，而面浮肿气逆也。《生气通天论》：秋伤于湿，上逆而咳。《脏气法时论》肾病者，腹大胫肿，喘咳身重。《示从容论》：喘咳者，是水气并阳明也。

《金　匮》

久咳数岁，其脉弱者可治，其脉虚者必苦冒，其人本有支饮在胸中故也。治属饮家。上气喘而躁者，属肺胀欲作风水，发汗则愈。

《外　台》

十咳：一曰风咳，欲语因咳，言不得终也；二曰寒咳，饮冷食寒，因之而咳也；三曰支饮，心下坚满，咳引四肢痛，脉反迟也；四曰肝咳，咳而引胁下痛也；五曰心咳，咳而吐血，引手少阴也；六曰脾咳，咳而涎出，续续不止，下引少腹也；七曰肺咳，咳引颈项，吐涎沫也；八曰肾咳，耳聋无所闻，引腰并脐中也；九曰胆咳，咳引头痛，口苦也；十曰厥阴咳，咳引舌本也。

咳 嗽 方

射干麻黄汤《金匮》　咳而上气，喉中作水鸡声，此汤主之。

射干十三枚，一法三两　麻黄　生姜各四两　紫苑款冬花各三两　五味子半升　细辛三两　半夏八枚，一法半升　大枣七枚

上九味，以水一斗二升先煮麻黄两沸，去上沫，内诸药，煮取三升，分温三服。

皂荚丸《金匮》　咳逆上气，时时唾浊，但坐不得眠，此方主之。

皂荚八两，刮去皮，酥炙　上一味末之，蜜丸梧子大，以枣膏和汤服三丸，日三夜一服。稠痰粘肺，不能清涤，非此不可。

厚朴麻黄汤《金匮》　咳而脉浮者，此主之。

厚朴五两　麻黄四两　石膏如鸡子大　杏仁　半夏各半升　干姜　细辛各二两　小麦一升　五味子半升

上九味,以水一斗二升,先煮小麦熟,去滓,内诸药,煮取三升,温服一升,日三。脉浮,风邪在表。

泽漆汤《金匮》 咳而脉沉者,此主之。

半夏半升 紫参五两,一作紫苑 泽漆三斤,以东流水五斗煮取一斗五升 生姜 白前各五两 甘草 黄芩 人参 桂枝各三两

上九味㕮咀,内泽漆汁中,煮取五升,温服五合,至夜尽。脉沉,伏饮在里。

越婢加半夏汤《金匮》 咳而上气,此为肺胀,其人喘,目如脱状,脉浮大者主之。

麻黄六两 石膏半斤 生姜三两 大枣十五枚 甘草二两 半夏半升

上六味,以水六升先煮麻黄,去上沫,内诸药,煮取三升,分温三服。肺胀之喘最多,知者绝少。

小青龙加石膏汤《金匮》 肺胀,咳而上气,烦躁而喘,脉浮者,心下有水,此主之。

即小青龙加石膏二两,煎法同。小青龙汤方,见痰饮。

杏仁煎《外台》 主气饮。

杏仁一斤,去皮尖 糖一合,疑是饴糖 酥一合 生姜汁一合 蜜五合 贝母八合,另研末 苏子一升,水研绞汁,七合

上七味,先捣杏仁如泥,内后六味,合煎如饴糖,取如枣大含咽之,日三。但嗽发,细细含之。苏子绞汁始有力。

十味丸《外台》 治久嗽有声,成肺痈者。

麻黄去节 白前各二两 桑皮六两 射干四两 白薇三两 百部五两 地黄六两 地骨皮五两 橘皮三两

上为末,蜜丸桐子大,桑皮汤下十丸,日再服。稍加至十五丸。

疗上气丸《外台》

葶苈五合,熬,紫色为泥　桑白皮(用量原缺)　大枣二十枚

上三味,以水四升煮取一升,去滓,内葶苈子泥如枣大,煮三分减一。以快利为度。

鲤鱼汤《外台》　治上气。

杏仁熬　贝母　桂枝各三两　橘皮　人参　甘草炙厚朴炙　麻黄去节　茯苓　胡麻　白前各二两　生姜六两半夏五两,洗　鲤鱼五斤

上以水二斗,煮鱼得一斗二升,去鱼内药,煎取三升二合,分四服。按:此方治咳嗽有水声,身浮肿最妙。

观音应梦散《夷坚志》　治老人虚嗽。

人参一寸　胡桃二枚,不去皮

上二味,以枣二枚,姜五片,水煎服。

补肺阿胶散钱乙　止嗽生津。

阿胶一两半　马兜铃焙　恶实炒　甘草炙,各一两杏仁七钱

上加糯米一合,水煎服。按:此方治小儿天哮最效。

清音丸《统旨》　治咳嗽失音。

桔梗　诃子各一两　甘草五分　硼砂三钱　青黛三钱　冰片三分

上为末,蜜丸龙眼大,噙化一丸。

葶苈丸　治肺气咳嗽,面目浮肿,喘促不安,小便赤色。

兰台轨范

甜葶苈隔纸炒　贝母煨黄色　　木通各一两　杏仁　防己各二两

上为末，枣肉为丸桐子大，桑白皮汤下五十丸。

苏子煎　治上气咳嗽。

苏子　生姜汁　生地汁　白蜜　杏仁各一升

上捣苏子，以地黄汁、姜汁浇之，以绢绞取汁更捣，以汁浇之，绞令味尽，去滓，熬令杏仁微黄黑如脂，又以汁浇之，绢绞，往来六七度，令味尽，去滓，内蜜合和，置瓦器中，于汤上煎之。令如饴，每服方寸匕，日三夜一。此治久嗽。

苏子降气汤《局方》　治虚阳上攻，气不升降，上盛下虚，痰涎壅盛，胸膈噎塞，并久年肺气至效。

苏子　半夏各二钱半　前胡　甘草炙　厚朴　陈皮各八分　当归二钱　沉香七分　姜三片

上水煎，不拘时服。若虚冷人，加肉桂五分，黄芪一钱。

治久嗽上气心胸烦热吐脓血方

苏子　鹿角胶炒　杏仁炒，各三两　姜汁一合　白蜜一盏　生地汁一合

上将前三味捣令熟，入姜汁、地黄汁、蜜相和，慢火熬成膏，瓷器中密封之。每服半匙许，温粥饮调下，日三四服。此治寒嗽。诸病之中，唯咳嗽之病因各殊，而最难愈，治之稍误，即贻害无穷。余以此症考求四十余年，而后稍能措手，故所载之方至详至悉。学者当于此潜心参究，勿轻视也。

麦冬汤《金匮》，见哮喘　**小青龙汤**　**葶苈大枣泻肺汤**　**桂苓五味甘草汤**　**桂苓五味去桂加姜辛汤**　又去

桂加姜辛半夏汤　又去桂加姜辛半夏杏仁汤　又去桂加姜辛半夏杏仁大黄汤以上七方皆金匮治痰饮之方,俱载痰饮门　麻黄附子细辛汤仲景方,见伤寒　乌梅丸《金匮》,见虫门　金珠化痰丸见痰饮　人参蛤蚧散《宝鉴》,见虚劳

疝

《灵》《素》

《灵·经脉篇》:肝所生病为狐疝。足厥阴病,丈夫㿗疝,妇人少腹肿。

《素·骨空论》:任脉为病,男子内结七疝。督脉为病,从少腹上冲心而痛,不得前后,为冲疝。《阴阳别论》:三阳为病发寒热,其传为癫疝。《脉要精微论》:诊得心脉而急,病名心疝,少腹当有形也。

《病　源》

七疝　七疝者,厥疝、癥疝、寒疝、气疝、盘疝、胕疝、狼疝,此名七疝也。厥逆心痛足寒,诸饮食吐不下,名曰厥疝也。腹中气乍满,心下尽痛,气积如臂,名曰癥疝也。寒饮食积胁下,腹中尽痛,名曰寒疝也。腹中乍满乍减而痛,名曰气疝也。腹中痛在脐旁,名曰盘疝也。腹中脐下有积聚,名曰胕疝也。小腹与阴相引而痛,大便难,名曰狼疝也。凡七疝,皆由血气虚弱,饮食寒湿不调,理之所生。

饥疝　阴气在内,寒气客于阳足明、手少阳之络,令

食竟必饥，心为之痛，名曰饥疝。

《外　台》

痛达背脊，名尸疝。心下坚痛，不可手迫，名石疝。脐下结痛，女子月事不时，名血疝。少腹胀满，引膀胱急痛，名脉疝。寒气积于内，上冲心如刀锥所刺，四肢逆冷，或唇口变青，名心疝。癫疝坚大如斗。诸疝惟癫疝最大而坚，冲起犯心，即能杀人，非硫黄不治。

疝　方

乌头桂枝汤《金匮》　治寒疝腹中痛逆冷，手足不仁，若身疼痛，灸刺诸药不能治者。

乌头大者五枚，熬去皮，不必㕮咀。以水二升煎减半，去滓，以桂枝汤五合解之。又一煎法。令得一升后，初服二合，不知，即服三合。又不知，复加至五合。其知者，如醉状，得吐者为中病。

蜘蛛散《金匮》　阴狐疝气者，偏有小大，时时上下，此方主之。

蜘蛛十四枚，熬焦　桂枝半两

上为散，取八分一匕，饮和服，日再，服蜜丸亦可。俗名偏坠。

大乌头煎方《金匮》　腹满，脉弦而紧，弦则卫气不行，即恶寒；紧则不欲食，邪正相搏，即为寒疝。绕脐痛苦，发则白津出，手足厥冷，其脉沉紧者，此主之。

乌头大者五枚，熬去皮，不必咀　水二升煮取一升，去渣，内蜜二升，煎令水气尽。又一煎法。取二升，强人服七合,弱人服五合。不知,明日更服,不可一日再服。沉寒入里,非大热之药不治。

洗阴肿核痛《千金翼》 治丈夫阴肿大如斗,核中痛者。

雄黄一两末 矾石二两,研 甘草一尺,生

上以水一斗,煮二升,洗之神良。

麝香大戟丸《局方》 治阴癫肿胀,或小肠气痛。

葫芦巴四两 麝香一钱 大戟半两,炒黄 茴香 川楝子各二两,以好酒二升、葱白七根,长三四寸,同煮软去核取肉和丸 木香 诃子酒浸蒸 附子炮 槟榔各一两,不见火。

上九味为丸如桐子大,或酒或姜汤下五十丸。此方通治疝气。他如荔枝核、青盐、牵牛等,俱可加入,不必因一二味之殊,另名一方。

济生橘核丸 治四种癫病。卵核肿胀,偏有大小,或坚硬如石,痛引脐腹,甚则腹囊肿胀成疮,时出黄水。或痛肿溃烂。

橘核炒 海藻 昆布 海带各泡 川楝肉炒 桃仁麸炒,各一两 制厚朴 木通 枳实麸炒 延胡索炒 桂心 木香各一两

上为细末,酒丸桐子大,每服七十丸,酒盐汤下。此软坚之药。

川楝子丸 治疝气及一切下部之疾。肿痛缩小虽多年,服此药,永去病根。

川楝子净肉一斤,分四处。四两用面一合、斑蝥四十九个,同麸炒黄色,去麸、斑猫不用;四两用面一合,巴豆四十九粒,同麸炒黄色,去麸、巴豆不用;四两用麸一合,巴戟一两,同麸炒黄色,

去麸、巴戟不用；四两用盐一两，茴香一合，同炒黄色，去盐及茴香不用。木香一两，不见火　破故纸一两，炒香为度。

上为末，酒糊丸如桐子大，每五十丸盐汤下。甚者日进三两服，空心食前。

硇砂圆《本事方》　有人货疝气药，日数千文，有一国医多金得之，用之良验。

木香　沉香　巴豆肉各一两　青皮二两　铜青半两，研　硇砂一分，研

上二香、青皮三味细剉，同巴豆慢火炒令紫色为度，去巴豆为末，入青砂二味研匀，蒸饼和丸如桐子大，每服七丸至九丸，盐汤吞下。二三服，空心食前服。按：此方法既有理，而用铜青更奇，此等所谓海上方也。

蝉蜕散　治㿗囊肿，小儿坐地为蚓或蚁吹著。

蝉蜕半两，水一碗煎汤洗，再温再洗，仍与五苓散加灯心煎服。或用石灰汤洗。

当归生姜羊肉汤见通治　**撞气阿魏丸**见呕吐

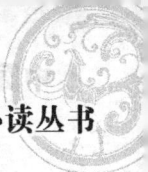

兰台轨范 卷五

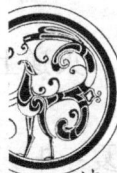

清·吴江徐灵胎洄溪　著

门人　姜桂萼芳　校

喘

《素　问》

《经脉别论》:夜行则喘出于肾,淫气病肺,有所堕恐;喘出于肝,淫气害脾,有所惊恐。喘出于肺,淫气伤心,度水跌仆。喘出于肾与骨,当是之时,勇者气行则已,怯者则着而为病也。《阳明脉解篇》阳明厥则喘而惋,惋则恶人。帝曰:或喘而死,或喘而生者何也? 岐伯曰:厥逆连脏则死,连经则生。《脉要精微论》:肝脉搏坚而长,因血在胁下,令人喘逆。《逆调论》:肾者水脏,主津液,主卧与喘也。此句又为喘之总诀。《生气通天论》:因于暑汗,烦则喘喝,静则多言。《阴阳别论》:阴争于内,阳扰于外,魄汗未藏,四逆而起,起则熏肺,使人喘鸣。《水热穴论》:水病者,下为浮肿大腹,上为喘呼,不得卧者,标本俱病,故肺为喘呼,肾为水肿,肺为逆,不得卧。

《金　匮》

上气面浮肿肩息,其脉浮大不治,又加痢尤甚。

喘　方

麦冬汤《金匮》　火逆上气，咽喉不利，止逆下气，此主之。

麦冬七升　半夏一升　人参　甘草各二两　粳米三合　大枣十二枚

上六味，以水一斗二升煮取六升，温服一升，日三夜一服。此即竹叶石膏汤去竹叶、石膏，加大枣也。专清肺胃之火，若火逆甚，仍用竹叶、石膏为妙。

桂枝加厚朴杏子汤《伤寒论》　喘家主之。

于桂枝汤方内加厚朴二两，杏仁五十个，去皮尖。余依前法。

麻黄杏仁甘草石膏汤《伤寒论》　发汗后不可更行桂枝汤，汗出而喘，无大热者，此汤主之。

麻黄四两，去节　杏仁五十个，去皮尖　甘草二两，炙　石膏半斤，碎，绵裹

上四味，以水七升，先煮麻黄减二升，去上沫，内诸药，煮取二升，去滓，温服一升。即越婢汤加杏仁，去姜、枣。

定喘汤《振生方》　治肺寒膈热哮喘。

麻黄　款冬花　半夏　桑皮各三钱　苏子二钱　杏仁一钱五分　白果二十一枚，碎，炒　黄芩　甘草各一钱

上以水煎，徐徐服。

皱肺丸　治喘。

款冬花　知母　秦艽　百部去心　紫菀　贝母　阿胶　糯米炒，各一两　杏仁另研，四两

上为末，将羊肺一具，先以水灌洗，看容得水多少，即

更添些,煮杏仁令沸,滤过,灌入肺中系定,以糯米泔煮熟,研烂成膏,搜和前药末,杵数千下,丸梧子大,每服五十丸,食前桑白皮煎汤下。

清燥救肺汤 治膹郁喘呕。

桑叶三钱,经霜者 石膏二钱半,炒 甘草一钱 胡麻仁一钱,炒研 阿胶八分 人参七分 麦冬一钱二分 杏仁七分,去皮尖,炒黄 枇杷叶一片,去毛蜜炙

上九味,以水一碗煎六分,频频二三次滚热服。

小青龙加石膏汤 越婢加半夏汤俱见咳嗽

按:此二方为喘病之主方,其余众方意不能外此,即有他法,必有别因,当随症增减也。

麻黄汤见伤寒 **资生肾气丸 泻白散**钱乙 **黑锡丹**俱见通治

按:黑锡丹镇纳元气,为治喘必备之药,当蓄在平时,非一时所能骤合也。

臌 胀 水 肿

《灵》《素》

《灵·胀论》:黄帝问曰:愿闻胀之舍。岐伯曰:夫胀者,皆在于脏腑之外。四字总括明透。排脏腑而郭胸胁,胀皮肤,故命曰胀。帝曰:未解其意。岐伯曰:夫胸腹,脏腑之郭也。膻中者,心主之宫城也。胃者,太仓也;咽喉小肠者,传送也;胃之五窍者,闾里门户也;廉泉玉英者,津液之道也。故五脏六腑者,各有畔界,其病各有形状,

营气循脉，卫气逆为脉胀，卫气并脉循分为肤胀。《水胀篇》：黄帝问于岐伯曰：水与肤胀、臌胀、肠覃、石瘕、石水，何以别之？岐伯答曰：水始起也，目窠上微肿，如新卧起之状，其颈脉动时咳，阴股间寒，足胫瘇，腹乃大，其水已成矣。以手按其腹，随手而起，如裹水之状，此其候也。黄帝曰：肤胀何以候之？岐伯曰：肤胀者，寒气客于皮肤之间，鼜鼜然不坚，腹大身尽肿，皮厚，按其腹窅而不起，腹色不变，此其候也。臌胀何如？岐伯曰：腹胀身皆大，大与腹胀等也，色苍黄，腹筋起，此其候也。肠覃何如？岐伯曰：寒气客于肠外，与卫气相搏，气不得荣，因有所系，癖而内着，恶气乃起，息肉内生。其始生也，大如鸡卵，稍以益大，至其成如怀子之状，久者离岁，按之则坚，推之则移，月事以时下，此其候也。石瘕何如？岐伯曰：石瘕生于胞中，寒气客于子门，子门闭塞，气不得通，恶血当泻不泻，衃则留止，日以益大，状如怀子，月事不以时下，皆生于女子，可导而下。《阴阳别论》云：阴阳结邪，多阴少阳，曰石水。少腹肿。《邪气脏腑病形篇》：督脉微大为石水。起脐已下，至小腹睡睡然，上至胃脘，死不治。水为有形之物，故按之即起。肤胀为无形之气，故按之不起。肠覃乃肠外恶气所结，故月事仍下。石瘕乃胞中恶血所凝，故月事不行，各有定理也。至石水则在少腹之中，水结不散之症。若臌胀则非气非水，脏腑皮肉俱坚肿，邪盛正衰，难为治矣。

《素·腹中论》：黄帝问曰：有病心腹满，旦食则不能暮食，此为何病？岐伯曰：名为臌胀。帝曰：治之奈何？岐伯曰：治之以鸡矢醴，一剂知，二剂已。《水热穴论》：黄帝问曰：少阴何以主肾，肾何以主水？岐伯对曰：肾

138

者至阴也,至阴者盛水也,肺者太阴也,少阴者冬脉也,故其本在肾,其末在肺,皆聚水也。肾者胃之关也,关门不利,故聚水而从其类也。故凡水病,下为胕肿大腹,上为喘呼不得卧者,标本俱病。《气厥论》:肺移寒于肾为涌水,涌水者,按腹不坚,水气客于大肠,疾行则鸣濯濯,如囊裹浆水之病也。《阴阳应象大论》:浊气在上,则生䐜胀。

《金匮》

师曰:病有风水、有皮水、有正水、有石水、有黄汗。风水其脉自浮,外证骨节疼痛,恶风。皮水其脉亦浮,外证胕肿,按之没指,不恶风,其腹如鼓,不渴,当发其汗。正水其脉沉迟,外证自喘。石水其脉自沉,外证腹满不喘。黄汗其脉沉迟,身发热,胸满,四肢头面肿,久不愈,必致痈脓。脉浮而洪,浮则为风,洪则为气,风气相搏,风强为瘾疹,身体为痒,痒为泄风,久为痂癞。气强则为水,难以俯仰,风气相击,身体洪肿,汗出乃愈,恶风则虚,此为风水。不恶风者小便通利,上焦有寒,其口多涎,此为黄汗。寸口脉沉滑者,中有水气,面目肿大,有热,名曰风水。视人之目窠上微拥如蚕,新卧起状,其颈脉动,时时咳,按其手足上,陷而不起者风水。太阳病脉浮而紧,法当骨节疼痛,反不疼,身体反重而酸,其人不渴,汗出即愈,此为风水。恶寒者,此为极虚,发汗得之。渴而不恶寒者,此为皮水。身肿而冷状如周痹,胸中窒不能食,反聚痛,暮躁不得眠,此为黄汗。痛在骨节,咳而喘,不渴者,此为肺胀。其状如肿,发汗即愈。然诸病此者,渴而下利,小便数者,皆不可发汗。里水者,一身面目黄肿,其脉沉,小便不利,故令病水。假如小便自利,此亡津液,故令渴也,越婢加白术汤主之。少阴脉紧而沉,紧则为痛,沉则为水,小便即难。脉得诸沉,当责有水,身体肿重,水病脉出者死。夫水病人,目下有卧蚕,面目鲜泽,脉伏,其人消渴病水腹,大小便不利,其脉沉绝者有水,可下之。问曰:病下痢后,渴饮水,小便不利,腹满因肿者何也? 答曰:此法当病水,若小便自利及汗出者,自当愈。心水者,其身重而少气,不得卧,烦而躁,其人阴肿。肝水者,其腹大,不能自转侧,胁下腹痛时时,津液微生,小便续通。肺水者,其身肿,小便难,时时鸭溏。脾水者,其腹大,四肢苦重,津液不生,但苦少气,小便难。肾水者,其腹大脐肿,腰痛不得溺,阴下湿,如牛鼻上汗,其足逆冷,面反瘦。师曰:诸有水者,腰以下肿,当利小便。腰以上肿,当发汗乃愈。师曰:寸口脉沉而迟,沉则为水,迟则为寒,寒水相搏,趺阳脉伏,水谷不化,脾气衰则鹜溏,胃气衰则身肿。少阳脉卑,少阴脉细,男子则小便不利,妇人则经水不通。经为血,血不利则为水,名血分。师曰:寸口脉迟而涩,迟则为寒,涩为血不足。趺阳脉微而迟,微则为气,迟则为寒,寒气不足,则手足逆冷,手足逆冷则荣卫不利,荣卫不利则腹满胁鸣相逐。气转膀胱,荣卫俱劳。阳气不通即身冷,阴气不通即骨疼。阳前通则恶寒,阴前通则痹不仁,阴阳相得,其气乃行;大气一转,其气乃散。实则失气,虚则遗溺,名曰气分。气分非水病,但此病无所附,因血分而类及之也。然《金匮》云:气分心下坚大如盘,水饮所作,则气分似为水在气中之病。

《病　　源》

水分候　水分者,言肾气虚弱,不能制水,令水气分散,流布四肢,故云水分。但四肢皮肤虚肿,聂聂而动者,名水分也。

燥水候　燥水为水气溢于皮肤,因令肿满,以指画肉上,则隐隐成文字者,名曰燥水也。

水肿之病,千头万绪,虽在形体,而实内连脏腑,不但难愈,即愈最易复,病复即更难再愈,所以《内经》针水病之穴,多至百处,而调养亦须百日,反不若臌胀之症,一愈可以不发。治此症者,非医者能审定病症,神而明之,病者能随时省察,潜心调摄,鲜有获全者。

臌胀水肿方　此卷载水肿之方最备,但病情不同,各有所宜,当细辨之。

鸡矢醴方《素问》　治心腹满,旦食不暮食。

羯鸡矢八合,研,炒焦　　无灰酒三碗

上共煎干至一半许,用布滤取汁,五更热饮则腹鸣,辰巳时行二三次,皆黑水也。次日觉足面渐有皱纹,又饮一次,则渐皱至膝上,而病愈矣。

防己茯苓汤《金匮》　皮水为病,四肢肿,水气在皮肤中,四肢聂聂动者主之。

防己　黄芪　桂枝各三两　甘草二两　茯苓六两

上五味,以水六升煮取二升,分温三服。

甘草麻黄汤《金匮》　里水主之。

甘草二两　麻黄四两

上二味,以水五升先煮麻黄,去上沫,内甘草,煮取三升,温服一升,重复汗出。不汗再服,慎风寒。

麻黄附子汤《金匮》 水之为病,其脉沉小,属少阴。浮者为风,无水。虚胀者为气水,发其汗即已。脉沉者,宜麻黄附子汤。浮者宜杏子汤。《金匮》注云:杏子汤未见,恐是麻黄杏仁甘草石膏汤。

麻黄三两 甘草二两 附子一枚,炮

上三味,以水七升先煮麻黄,去上沫,内诸药,煮取二升半,温服八分,日三服。发汗为治水要诀,此乃发肾水之汗也。

桂枝去芍药加麻黄细辛附子汤《金匮》 气分心下坚大如盘,边如旋杯,水饮所作,此方主之。

桂枝 生姜各三两 甘草二两 大枣十二枚 麻黄细辛各二两 附子一枚,炮

上七味,以水七升先煮麻黄,去上沫,内诸药,煮取二升,分温三服。当汗出,如虫行皮中即愈。

枳术汤《金匮》 心下坚大如盘,边如旋盘,水饮所作,此方主之。

枳实七枚 白术二两

上二味,以水五升煮取三升,分温三服,腹中软即散。

蒲灰散《金匮》 治小便不利。

蒲灰七分 滑石三分

上二味,杵为散,饮服方寸匕,日三服。

己椒苈黄丸《金匮》 腹满口舌干燥,此肠间有水气,此主之。

防己 椒目 葶苈熬 大黄各一两

上四味末之，蜜丸如桐子大，先食饮服一丸，日三服。稍增，口中有津液。渴者加芒硝半两。此治肠间之水，外症不必有水象也。

牡蛎泽泻散《伤寒论》 大病瘥后，从腰以下有水气者主之。

牡蛎熬 泽泻 瓜蒌根 蜀漆洗去腥 葶苈熬 商陆根熬 海藻洗去咸，各等分

上七味，异捣下筛为散。更入臼中治之，白饮和服方寸匕。小便利，止后服，日三。

大腹水肿方《千金》 治气息不通，命在旦夕者。

牛黄二分 椒目三分 昆布 海藻 牵牛子 桂心各八分 葶苈六分

上七味为末，别捣葶苈如膏，合和，丸如桐子大，饮服十丸，日二。稍加，小便利为度。正观九年汉阳王患水，医所不治，余处此方，日夜尿一二斗，五六日即瘥。

麻豆汤《千金翼》 治遍身肿，小便涩者。

麻黄二升，熬，研 乌豆二斗，以水四斗煮取汁一斗 桑根白皮切，五升

上三味，以豆汁内药，煮取六升，一服一升，日二服，三日令尽。豆不多，不能取效。

十水丸《千金翼》

第一之水，先从面目，肿遍一身，名曰青水。其根在肝，大戟主之。第二之水，先从心肿，名曰赤水。其根在心，葶苈主之。第三之水，先从腹肿，名曰黄水。其根在脾，甘遂主之。第四之水，先从脚肿，上气而咳，名曰白水。其根在肺，藁本主之。第五之水，先从足趺肿，名曰

黑水。其根在肾,连翘主之。第六之水,先从面至足肿,名曰元水。其根在胆,芫花主之。第七之水,先从四肢起,腹满大,身尽肿,名曰风水,其根在胃,泽漆主之。第八之水,先四肢小肿,其腹独大,名曰石水,其根在膀胱,桑根白皮主之。第九之水,先从小肠满,名曰暴水。其根在小肠,巴豆主之。第十之水,乍盛乍虚,乍来乍去,名曰气水。其根在大肠,赤小豆主之。

上十病药皆等分,与病状同者则倍之,白蜜和,先食服一丸,如小豆,日三。欲下病者服三丸,弱者当以意节之。十水之名,《病源》亦详载其状,今立此十方,想当时本有此分别也,姑存之。

舟车神佑丸河间　治水肿水胀,形气俱实者。

黑牵牛四两　大黄二两,酒浸　甘遂一两,面裹煨　橘红　大戟面裹,煨　芫花醋炒　青皮炒,各一两　木香五钱　槟榔五钱　轻粉一钱

上为末,水丸。每服五分,五更滚水下,大便利三次为度。若一二次不通利,次日渐加至一钱。若服后大便利四五次,或形气不支,则减其服,三分二分俱可,或隔一、二、三日服一次,以愈为度。甚者忌盐酱百日。

大圣濬川丸类方

大黄　牵牛　郁李仁各一两　木香　芒硝各三钱　甘遂半钱

上为末,蜜丸桐子大,量人虚实服之。此下水之峻剂。

木香散类方　治单腹胀。

木香　青皮　白术　姜黄　豆蔻各半两　阿魏　荜澄茄各一两

上为末,醋丸如豆大,每服二十丸,姜汤送下。

葶苈丸《外台》 治水肿,及脚并虚肿。

葶苈子半两 牵牛子半两,生熟各半 泽漆叶 海藻洗去盐炙 昆布如上炙 桑根白皮炙 甘遂熬 椒目 郁李仁各三分 桂心一分

上为末,蜜丸桐子大,一服十五丸,日再,加至二十丸。

疗水病洪肿气胀不消食方《外台》

香薷内釜中,以水淹之,出香薷上数寸,煮浓汁,去滓,煎令可丸,桐子大,服五丸,日三。小便多为度。又一丸法。

疗患气兼水身面肿垂死方《外台》

桑白皮 茯苓 郁李仁各四两 橘皮二两 海藻三两,洗 赤小豆一升

上六味,以水八升煮二升半,分三服。

五香散《局方》 升降诸气,宣利三焦,疏导壅滞,发散邪热,治阴阳之气。郁结不消,诸热蕴毒,肿痛结核,中脘不快,心腹胀满。

木香 丁香 沉香 乳香 藿香等分

上为粗末,每服三钱,水一盏半,煎八分,去滓,食后温服。此方治气分亦宜。

五皮散《局方》 治风湿客于脾经,气血凝滞,以致面目虚浮,四肢肿满,心腹膨胀,上气促急,兼治皮水、妊娠胎水。

五加皮 地骨皮 生姜皮 大腹皮 茯苓皮等分

上五味,每三钱,水煎热服。一方加白术,磨沉香、

木香。

治蛊胀方杂抄方

大麦粉五钱

敷药类方　治腹满坚硬如石，阴囊肿大，先用甘草嚼，后用此。

大戟　芫花　甘遂　海藻各等分

上为末，用醋调面和，复贴肿处。仍以软棉裹住。

沉香琥珀丸　治水肿，一切急难症，小便不通。

琥珀　杏仁　紫苏　赤茯苓　泽泻各五钱　葶苈　郁李仁去皮尖　沉香各一两半　陈皮　防己各七钱半

上为末，蜜丸如梧子大，以麝香为衣，每服二十五丸，加至五十丸，空心，人参汤送下。量虚实加减之。

调荣饮　治瘀血流滞，血化为水，四肢浮肿，皮血赤纹，名血分。

蓬术　川芎　当归　元胡索　槟榔　陈皮　赤芍　桑皮炒　大腹皮　赤茯苓　葶苈　瞿麦各一钱　大黄一钱五分　细辛　官桂　甘草炙，各五分

上以姜枣水煎服。血分之病，《金匮》有病无方，此为至当。

乌鲤鱼汤类方　治水气，四肢浮肿。

乌鲤鱼一尾　赤小豆　桑皮　白术　陈皮各三钱　葱白五根

上以水三碗同煮，不可入盐，先吃鱼，后服药，不拘时。

小胃丹丹溪

芫花醋炒，过一宿，瓦器内不住手搅，炒令黑不可焦，一两半　甘遂面裹，长流水浸半月，煮，晒干，一两半　大黄纸裹煨，

勿令焦,焙干切,以酒浸炒熟,焙干,一两半　大戟长流水煮一
时,再用水洗,晒干,五钱　黄柏三两,炒。

上为末,以白术膏,丸如萝卜子大,临卧津液吞下,或
白汤下。取膈上湿痰热积,以意消息之,欲利空心服。一
方加木香、槟榔各半两。此即十枣汤加大黄、黄柏。

煨肾散　治肾家水肿。

甘遂三钱　獖猪腰子一个

上细批破,少盐椒淹透,掺药末上,荷叶包裹煨烧熟,
温酒嚼服之。

禹余粮丸　治十种水气,脚膝肿,上气喘满,小便不
利,但是水气,悉皆治之。许学士及丹溪皆云此治膨胀之
要药。即针砂丸,又名蛇含石丸。

蛇含石大者三两,以新铁铫盛入炭火中,烧石与铫子一般
红,用钳取蛇黄,倾入醋中,候冷研极细末听用。　禹余粮三两
真针砂五两,以水淘净炒干,入余粮一处,用米醋二升就铫内煮
醋干为度,后用铫并药入炭火中烧红,钳出倾药净砖地上,候冷研
细　以三物为主,其次量入虚实入下项。治水多是取转,惟
此三物,既非大戟、甘遂、芫花之比,又有下项药扶持,故虚人、老
人亦可用。羌活、木香、茯苓、川芎、牛膝、桂心、白豆蔻、大
茴香、蓬术、附子、十姜、青皮、三棱、白蒺藜、当归各半两,
酒浸一宿。

上为末,入前药拌匀,以汤浸蒸饼,掞去水,和药再
杵,为丸梧子大。食前温酒、白汤任下三十丸至五十丸。
最忌盐,一毫不可入口,否则发疾愈深。但试服药,即于
小便内旋去,不动脏腑病,日三服,兼以温和调补气血药
助之。真神方也。此方兼治有形之积块。

越婢汤《金匮》　越婢加术汤方见风门　五苓散见通治
甘草干姜茯苓白术汤《金匮》，即肾着汤，见腰痛。　十枣汤
见痰饮　防己黄芪汤《金匮》，见湿门

肺痿 附肺痈

《金匮》

　　《金匮》曰：热在上焦者，因咳为肺痿，肺痿之病，从何
得之？师曰：或从汗出；或从呕吐；或从消渴，小便利数；
或从便难，又被快药下利，重亡津液；故得之。曰：寸口脉
数，其人咳，口中反有浊唾涎沫者何？师曰：为肺痿之病。
如口中辟辟燥，咳即胸中隐隐痛，脉反滑数，此为肺痈。
咳唾脓血，脉数虚者，为肺痿；数实者，为肺痈。问曰：病
咳逆，脉之何以知此为肺痈？当有脓血。吐之则死，其脉
何类？师曰：寸口脉微而数，微则为风，数则为热；微则汗
出，数则恶寒。风中于卫，呼气不入；热过于荣，吸而不
出。风伤皮毛，热伤血脉；风舍于肺，其人则咳。口干喘
满，咽燥不渴，多唾浊沫，时时振寒，热之所过，血为之凝
滞畜结，痈脓吐如米粥。始萌可救，脓成则死。肺痈之
疾，脓成亦有愈者，全在用药变化。汉时治法，或未全耳。
上气面浮肿，肩息，其脉浮大不治，又加利尤甚。上气喘
而躁者，此属肺胀，欲作风水，发汗则愈。

肺 痿 方

甘草干姜汤《金匮》　肺痿吐涎沫而不咳者，其人不

渴,必遗尿,小便数。所以然者,以上虚不能制下故也。此为肺中冷,必眩,多涎唾,甘草干姜汤以温之。若服汤已渴者,属消渴。

甘草四两,炙　干姜二两,炮

上二味,以水三升煮取一升五合,去滓,分温再服。此乃治肺冷之方,非肺痿,通用之方也,不得误用。

桂枝去芍药加皂荚汤《千金》　治肺痿,吐涎沫。

桂枝　生姜各三两　甘草二两,炙　枣十五枚　皂荚一枚,去皮子,炙焦

上五味,以水七升煮取三升,分三服。肺症,生姜不可轻用。

苇茎汤《千金》　治咳有微热烦满,胸中甲错,是为肺痈。

苇茎二升　薏苡仁半升　桃仁五十枚　瓜瓣半升

上四味,以水一斗,煮苇茎得五升,去滓,内诸药,煮取二升,服一升。再服当吐如脓。此方最稳。

桔梗白散《外台》　治咳而胸满振寒,脉数,咽干不渴,时出浊唾腥臭,久久吐脓,如米粥者,为肺痈。

桔梗　贝母各三分　巴豆一分,去皮,熬令如脂

上三味为散,强人饮服方寸匕,羸者减之。病在上膈者吐脓血,膈下者泻出。若下多不止,饮冷水一杯则定。肺痿全属内症,肺痈乃系外科,轻者煎药可愈,重者脓血已聚,必得清火消毒、提脓保肺等药,方能挽回,否则不治。所以《金匮》云:始萌可救,脓成则死也。

甘草汤治肺痿,见《伤寒》　**炙甘草汤**见通治　**葶苈大枣泻肺汤**方见痰饮　**十味丸**方见咳嗽

诸 血

《灵》《素》

《灵·玉版篇》:呕血胸满引背,脉小而疾,是逆也。衄血不止,脉大,是逆也。《热病篇》:咳而衄,汗不出,出不至足者死。

血枯 《素·腹中论》:帝曰:有病胸胁支满者,妨于食,病至则先闻腥臊臭,出清液,先吐血,四肢清,目眩,时时前后血,病名为何?何以得之?岐伯曰:病名血枯。此得之年少时有所大脱血。若醉入房中,气竭肝伤,故月事衰少不来也。

溺血 《素·气厥论》:胞移热于膀胱,则癃溺血。《痿论》:悲哀太甚则胞络绝,胞络绝则阳气内动,发则心下崩,数溲血。

《金 匮》

夫吐血咳逆上气,其脉数而有热,不得卧者死。夫酒客咳者,必至吐血,此因极饮过度所致也。师曰:尺脉浮,目睛晕黄,衄未止,晕黄去,目睛慧了,知衄今止。又曰:从春至夏衄者太阳,从秋至冬衄者阳明。衄家不可汗,汗出必额上陷,脉紧急,直视不能眴,不得眠。病人面无血色,无寒热,脉沉弦者衄,脉浮弱手按之绝者下血,烦渴者必吐血。亡血不可发其表,汗出即寒栗而振。

瘀血 病人胸满唇痿,舌青口燥,但欲漱水,不欲咽,无寒热，脉微大来迟，腹不满。其人言我满，为有瘀血。病者如热状，烦满，口干燥而渴，其脉反无热，此为阴伏，是瘀血也，当下之。

《病　　源》

吐血有三种：一曰内衄，二曰肺疽，三曰伤胃。内衄者，出血如鼻衄，但不从鼻孔出，是近心肺间津出，还流入胃内，出如豆汁，或如衄血，凝停胃里，因即满闷便吐。或去数升乃至一斛是也。肺疽者，言饮酒之后，毒满便吐，吐已后，有一合二合或半升一升是也。伤胃者，是饮食大饱之后，胃内冷不能消化，则便烦闷，强呕吐之。所食之物，与气共上冲蹙，因伤损胃口便吐血，色鲜正赤是也。此三种皆是吐血，与咳血迥别。凡吐血之后，体恒俺俺然，心里烦躁，闷乱纷纷，颠倒不安。寸口脉微而弱，血气俱虚则吐血，关上脉微而芤，亦吐血。脉细沉者生，喘咳上气，浮大者死。久不瘥，面色黄黑，无复血气，时寒时热。此三者乃吐血症，若嗽血属肺，又是一症，多难治。

舌血　心脏有热，则舌上出血。

九窍出血　荣卫大虚，腑脏伤损，血脉流散，脉数，不得卧者死。

汗血　肝藏血，心之液为汗，肝心俱伤于邪则汗血。

《外　　台》

便血　先血后便为近血，先便后血为远血。

诸 血 方

血枯方《素问》 以四乌鲗骨、一藘茹,二物并合之。丸以雀卵,大如小豆,以五丸为后饭,饮以鲍鱼汁,利肠中及伤肝也。后饭先药,后饭也。乌鲗即乌贼,治女子赤白漏下,令人有子。藘茹即茜草,能益精通经。雀卵即麻雀卵,补精血,治阴痿。鲍鱼即淡干鱼,石首为胜,能通血脉,益阴气。

柏叶汤《金匮》 治吐血不止。

柏叶 干姜各三两 艾三把

上三味,以水五升,取马通汁一升,合煮取一升,分温再服。

泻心汤《金匮》 治心气不足,吐血衄血,此汤主之。

大黄二两 黄连 黄芩各一两

上三味,以水三升煮取一升,顿服之。

滋血润肠汤《统旨》 治血枯,及死血在膈,饮食不下,大便燥。

当归三钱 白芍煨 生地各一钱半 红花 桃仁炒大黄酒煨 枳壳各一钱 韭汁酒半盏

上八味,以水一钟半煎七分,食前服。

治吐血百治不瘥疗十十瘥神验不传方《千金》

地黄汁半升 大黄生末一方寸匕

上二味,煎地黄汁三沸,内大黄末调和,空腹服之,日三即瘥。用大黄极少,不过引生地下达耳。

犀角地黄汤《千金》 治伤寒及温病,应发汗而不汗之,内蓄血者,及鼻衄吐血不尽,内余瘀血,大便黑面黄,消瘀血。

犀角一两　生地黄八两　芍药三两　丹皮二两

上四味㕮咀,以水九升煮取三升,分三服。喜妄如狂者,加大黄二两、黄芩三两。其人脉大来迟,腹不满,自言满者,为无热,但依方,二味不必加。

犀角地黄汤　主脉浮,客脉艽相合,血积胸中,热之甚,血在上焦,此汤主之。

犀角　大黄各一钱　黄芩三钱　黄连二钱　生地四钱
上五味水煎,食后服。

四生丸类方　治吐血衄血,血热妄行。

生荷叶　生艾叶　侧柏叶　生地等分
上捣烂,丸如鸡子大,每服一丸,水煎去滓服。以丸煎汤,亦一法。

白及枇杷丸戴氏　治咯血。

白及一两　枇杷叶去毛蜜炙　藕节各五钱
上为细末,另以阿胶五钱蛤粉炒,用生地汁调之,火上燉化,入前药为丸,如龙眼大,每服一丸。此治肺血之方,枇杷、藕节只宜做汤,为丸非法。

皮肤血汗方《圣济》
郁李仁去皮,研一钱　以鹅梨捣汁调下。

汗血方《经验方》
用人中白新瓦焙干,入麝香少许,温酒调服,立效。

诸窍出血方《圣惠方》
头发　败棕　陈莲蓬并烧灰,等分
上三味,每服三钱,木香汤下。

疗舌上出血如孔钻者《千金》
煎香薷饮汁服。

153

疗舌血不止《千金》

用槐花炒为末,掺上。蒲黄灰亦可掺。

紫霜丸 治舌上出血,窍如针孔。

紫金砂即露蜂房顶上实处,研,一两 芦荟三钱 贝母四钱

上为细末,蜜丸樱桃大,每服一丸,煎化服。吐血衄血用温酒化服。

疗齿龈血出《外台》

竹茹四两,醋浸一宿含之。

疗酒醉牙齿涌血《外台》

烧钉赤,炷血孔中即止。此烙法也。

雄黄麝香散 治牙龈肿烂出血。

雄黄 血竭 白矾枯,各一钱半 麝香一字 铜绿 轻粉 黄连 黄丹炒,各一钱

上共为末,研匀,敷患处。

治牙缝出血类方

以纸纴子,蘸干蟾酥少许,于血处按之立止。

黄连散 治齿缝间出血,吃食不得。

黄连 白龙骨 牙硝各一两 白矾一分 龙脑一钱

上为细末,每用少许,敷牙根上。

疗满口齿血出

枸杞子为末,煎汤漱之,然后吞下,立止,根亦可。一方用子、汁含满口,更后吃。

治牙宣方

用棉花核煅灰擦。

疗鼻沥血三升气欲绝方《千金》

龙骨末一枣核许,微以气吹入鼻中,即断,更出者更吹之。

茅花汤《活人书》 治鼻衄。

茅花每服三钱,煎服不拘时。

地黄散元戎 治鼻衄,久不愈。

生地 熟地 地骨皮 枸杞子

上等分,焙干为末,蜜汤调下。

疗淋血方《外台》

苎麻根十枚,水五升煮取二升服,神验。

疗小便出血方《外台》

龙骨末二方寸匕,酒一升服之,日三。

瞿麦散《奇效方》 治血淋尿血。

瞿麦穗 赤芍 车前子 白茅根 赤茯苓 桑白皮 石韦去毛 生干地黄 阿胶炒 滑石 黄芩 甘草炒,各二钱

上为细末,每服二钱,入血余烧灰二钱,调服。

神效方 治血淋。

海螵蛸 生干地黄 赤茯苓等分

上为细末,每服一钱,用柏叶、车前子煎汤下。

发灰散 治血淋,小便出血如尿。

用乱发烧灰,入麝香少许,每服一钱,用米醋温汤调下。

玉屑散 治尿血并五淋砂石。疼痛不可忍受者。

黄芪 人参等分

上为末,用萝卜大者,切一指厚,三指大四五片,蜜罨少时,蘸蜜炙干,复蘸复炙,尽蜜二两为度,勿令焦,至熟

醮黄芪、人参末吃，不以时，仍以盐汤送下。制法奇。

鹿角胶丸《济生》 治房劳伤，小便尿血。

鹿角胶半两 没药另研 油头发绳各三钱

上为末，茅根汁打面糊丸桐子大，每服五十丸，盐汤下。

黄土汤《金匮》 治下血，先便后血，此远血也。

甘草 干地黄 白术 附子炮 阿胶 黄芩各三两 灶中黄土半斤

上七味，以水八升煮取三升，分温三服。

赤小豆当归散《金匮》 治下血，先血后便，此近血也。

赤小豆三升，浸令芽出，晒干 当归三两

上二味杵散，浆水服方寸匕，日三服。

牛角䚡灰散《外台》 治卒下血。

黄牛角䚡一具，烧赤色为细末，煮豉汁和二钱服，重者日三。

猪脏丸 治大人、小儿大便下血日久，多食易饥，腹不痛，里不急。

先用海螵蛸炙黄去皮，白者为末，木贼草煎汤调下。三日后效。后用黄连二两，嫩猪脏二尺去肥。

上以黄连塞满猪脏，系两头，煮十分烂，研细，添糕糊丸梧子大，每服三五十丸，食前米饮送下。此方治妇人血崩亦良。

又猪脏丸 治痔漏下血。

猪脏一条，洗净捏干 槐花炒为末，填入脏内，两头扎定，石器内米醋煮烂上捣和,丸如梧子大,每服五十丸,食前当归汤下。

抵当汤 抵当丸俱治瘀血 **桃核承气汤**治热结膀胱,小肠急结者,以上三方俱见伤寒 **大黄蟅虫丸 百花煎 人参蛤蚧散**以上三方俱见虚劳 **琼玉膏 龙脑鸡苏丸 千金地黄汤 治亡血脱血鼻唇色白无力者方**以上四方俱见通治

噎膈呕吐 附关格

《灵》《素》

《灵·结根篇》:太阴为开,厥阴为合,少阴为枢,故开折则仓廪无所输膈洞。膈洞者,取之太阴,视有余不足。《上膈篇》:黄帝曰:气为上膈者,食饮入而还出,余已知之矣,虫为下膈。下膈名虫,似属虫为患,当以治虫之法治之。下膈者,食晬时乃出,余未得其意,愿卒闻之。岐伯曰:喜怒不适,食饮不节,寒温不时,则寒汁流于肠中。流于肠中则虫寒,虫寒则积聚,守于下管,则肠胃充郭。卫气不营,邪气居之,人食则虫上食,虫上食则下管虚,下管虚则邪气胜之,积聚已留,留则痈成,痈成则下管约,其痈在管内者,即而痛深。其痈在外者,则痈外而痛浮,痈上皮热。《五味篇》:苦走骨,多食之令人变呕,苦入于胃,五谷之气皆不能胜苦,苦入下脘,三焦之道皆闭而不通,故变呕。《四时气篇》:善呕,呕有苦,长太息,心中憺憺,恐人将捕之。邪在胆,逆在胃,胆液泄则口苦,胃气逆则呕苦,故曰呕。《经脉篇》:足太阴病舌本强,食则呕,胃脘痛,腹胀善噫,足厥阴所生病者,胸满呕逆。

《素·阴阳别论》：一阳发病，少气善咳善泄，其传为膈。三阳结谓之膈。《至真要大论》：诸呕吐皆属于热。

关格 《六节藏象论》：人迎一盛，病在少阳；二盛病在太阳；三盛病在阳明；四盛以上为格阳。寸口一盛，病在厥阴，二盛病在少阴，三盛病在太阴，四盛以上为格阴。人迎与寸口俱盛，四倍以上为关格，关格之脉羸，不能极于天地之精气，则死矣。此指关格之脉，非病名也。

《金　匮》

呕家有痈脓不可治呕，脓尽自愈。先呕却渴者，此为欲解。先渴却呕者，为水停心下，此属饮家。呕家本渴，今反不渴者，以心下有支饮故也。问曰：病人脉数，数为热，当消谷引食，而反呕者何也？师曰：以发其汗，令阳微膈气虚，脉乃数，数为客热，不能消谷，胃中虚冷故也。趺阳脉浮而涩，浮则为虚，涩虚则伤脾，脾伤则不磨，朝食暮吐，暮食朝吐，宿谷不化，名曰胃反。脉紧而涩，其病难治。病人欲吐者，不可下之。呕而脉弱，小便复利，身有微热，见厥者难治。

《伤寒论》

脉上微头小者则汗出，下微本大者则为关格不通，不得尿，头无汗可治，有汗者死。寸口脉浮而大，浮则虚，大为实，在尺为关，在寸为格，关则不得小便，格则吐逆。趺阳脉伏而涩，伏则吐逆，水谷不化，涩则食不得入，名曰关格。此乃关格之病。

按：关格之症，《内经》、《伤寒论》所指不同，《内经》所云是不治之症,《伤寒论》所云则卒暴之疾。当于通便止呕方法,随意施治可也。

《千 金》

走哺 下焦热,气逆不续,呕吐不禁。

《外 台》

五噎 夫五噎,谓一曰气噎,二曰忧噎,三曰食噎,四曰劳噎,五曰思噎。虽有五名,皆由阴阳不和,三焦隔绝,津液不行,忧恚嗔怒所生,谓之五噎。噎者,噎塞不通也。

气噎 阴阳不和,寒气填于胸膈,故气噎不通,令人喘悸,胸背痛也。

卒食噎 由脏冷而不理,津液少而不能传行饮食也。

噎膈呕吐方

茱萸汤《金匮》 呕而胸满者,此汤主之。干呕吐涎沫头痛,此亦主之。

茱萸一升 人参三两 生姜六两 大枣十二枚

上四味,以水五升煮取三升,温服七合,日三服。

生姜泻心汤《伤寒论》 治胃中不和,心下痞硬,干噫食臭,胁下有水气,腹中雷鸣下痢。

生姜四两 甘草炙 人参 黄芩各三两 半夏 干姜各一两 大枣十二枚

上七味,以水一斗煮取六升,去渣,煎取三升,温服一升,日三服。生姜、干姜同用,取辛以开之。

半夏泻心汤《金匮》 呕而肠鸣,心下痞者,此汤主之。

半夏半斤,洗　黄芩　干姜　人参各三两　黄连一两
大枣十二枚　甘草三两,炙

上七味,以水一斗煮取六升,去滓,再煎取三升,温服
一升,日三服。

黄芩加半夏生姜汤《金匮》　干呕而痢者,此汤主之。

黄芩三两　甘草炙　芍药各二两　半夏半斤　生姜三
两　大枣十二枚

上六味,以水一斗煮取三升,去渣,温服一升,日再
夜一。

猪苓散《金匮》　呕吐而病在膈上,后思水者解。急
与之,思水者,此汤主之。

猪苓　茯苓　白术各等分

上三味,杵为散,饮服方寸匕,日三服。伤饮恶饮,此
乃常理,若胸中有水,则津液下流,反口干思水,但不能多饮耳。

大半夏汤《金匮》　反胃呕吐者,此汤主之。

半夏三升,洗完用　人参三两　白蜜一升

上三味,以水一斗二升,和蜜扬之二百四十遍,煮药
取二升半,温服一升,余分再服。其妙在用甘澜水。

大黄甘草汤《金匮》　食已即吐者,此汤主之。

大黄四两　甘草一两

上二味,以水三升煮取一升,分温再服。此治上焦
之吐。

茯苓泽泻汤《金匮》　胃反吐而渴,欲饮水者,此汤
主之。

茯苓半斤　泽泻四两　甘草三两　桂枝二两　白术三

两　生姜四两

上六味,以水一斗煮取三升,内泽泻再煮取二升半,温服八合,日三服。此治蓄饮之吐,内泽泻再煮,似先煮五味,后煮泽泻。

文蛤汤《金匮》　吐后渴饮,得水而贪饮者,此汤主之。兼主微风脉紧头痛。

文蛤五两　麻黄　甘草　生姜各三两　石膏五两杏仁五十个　大枣十二枚

上七味,以水六升煮取二升,温服一升,汗出愈。文蛤亦入煎剂。

生姜半夏汤《金匮》　病人胸中似喘不喘,似呕不呕,似哕不哕,心中愦愦然无奈者,此汤主之。

半夏半斤　生姜汁一斤

上二味,以水七升煮取二升,内生姜汁煮取一升半,小冷,分四服,日三夜一服。止停后服。此治寒饮之症,内汁再煮,似先煮半夏。

半夏干姜散《金匮》　干呕吐逆,吐涎沫,此主之。

半夏　干姜各等分

上二味,杵为散,取方寸匕,浆水一升半煎取七合,顿服之。此治胃寒之吐。

葛根加半夏汤《伤寒论》　太阳阳明合病,不下痢,但呕者主之。

葛根四两　麻黄三两,去节,汤泡去黄汁,焙干　生姜三两　甘草二两,炙　芍药二两　桂枝二两,去皮　大枣十二枚　半夏半斤,泡

上八味,以水一斗先煮葛根、麻黄减二升,去白沫,内

诸药,煮取三升,去渣,温服一升,复取微似汗。

橘皮汤《金匮》 干呕哕,若手足厥者,此汤主之。

橘皮四两 生姜半斤

上二味,以水七升煮取三升,温服一升,下咽即愈。此治胃气不通之吐。

橘皮竹茹汤《金匮》 哕逆者,此汤主之。

橘皮二升 竹茹二升 大枣三十枚 生姜半斤 甘草五两 人参一两

上六味,以水一斗煮取三升,温服一升,日三服。

黄连汤《伤寒论》 伤寒胸中有热,胃中有邪气,腹中痛,欲呕吐者主之。

黄连 甘草炙 干姜 桂枝去皮,各三两 人参二两半夏半斤 大枣十二枚

上七味,以水一斗煮取六升,去渣,温服一升,日三夜一服。邪气寒气也,故寒热并用。

昆布丸 治五噎咽塞,食饮不下。

昆布洗 麦冬 天冬 诃藜勒 木通 大黄 朴硝各一两五钱 郁李仁 桂心 百合各一两 羚羊角 杏仁苏子 射干各半两 柴胡 陈皮 槟榔各二钱五分

上药蜜丸桐子大,热酒下,每服三十丸,不拘时。

关格不通方《千金翼》

芒硝 芍药 杏仁各四两 枳实一两,炙 大黄半斤地黄二两

上药以水七升煮取三升,分三服。

千金理诸噎方

常食干粳米饭,即不噎。

又方奇方

炭末细罗,丸如弹子大,含少许,细细咽津即下。

中风客热哕方《千金翼》

竹茹四两　生米五合

上二味,以水六升煮米熟服之。

呕哕方《千金翼》

芦根五两,以水五升煮取三升,分三服。兼服小儿尿一二合良。

消谷丸《千金翼》　主数年不能饮食。

小麦蘖　七月七日曲各一升　干姜　乌梅各四两

上四味,捣筛为末,炼蜜丸如桐子大,空腹酒服十五丸。日再,稍加至三十丸,其寒在胸中,及反胃番心皆差。

卒哕《千金翼》

男哕,女人丁壮气盛者,嘘其肺俞,女子,男子嘘之。

广济槟榔散《外台》　疗吐酸水,每食则变作醋水吐出。

槟榔十六分　人参六分　茯苓八分　橘皮六分　荜茇六分

上五味捣筛为散,平晨空腹,生姜五六两合皮捣,绞取汁,温内散方寸匕,搅调顿服之,日一服。渐加至一匕半。纯姜汁服末药,断难入口,只宜取姜汁一滴拌药,别饮送下为妥。

崔氏方《外台》　疗食则吐,或朝食夜吐,名曰胃反。或气噎不饮食,数年赢削,唯饮水,亦同此方。

半夏六两　人参六两　生姜一两　橘皮二两　牛涎一升　舂杵头糠一升,绵裹　厚朴二两,炙　羚羊角三两,削上以八升煮取三升，分温三服，频服。

深师治噎方《外台》

羚羊角　前胡　甘草　人参　橘皮各二两

上六味以水六升煮取三升，分四服。

反胃方《本事方》

驴水即驴小便，日服二合，后食微吐一半，哺时又服二合，人定时食粥，吐出便定。

丁香柿蒂汤严氏　治寒呃。

丁香　柿蒂各二钱　人参一钱　生姜五升

煎服。

治冷呃方

刀豆子炙存性，酒服钱许。

撞气阿魏丸《局方》　治五种噎疾，九般心痛，痃癖气块，冷气攻刺，及脾胃停寒，胸满膨胀，呕吐酸水，丈夫小肠气痛，妇人血气等疾。

茴香炒香　陈皮去白　青皮　川芎　丁香皮　蓬莪术泡　甘草泡，各一两　缩砂仁　肉桂去粗皮，各半两　生姜四两，盐醃炒黑　白芷泡，半两　胡椒二钱半　阿魏二钱半，醋浸一宿，以麨为丸

上为末，用阿魏丸鸡头大，每药丸一斤，用朱砂七钱为衣，丈夫气痛，炒盐汤下一粒至二粒。妇人血气，醋汤下。常服一粒，烂嚼，茶酒任下。此方纯用通气温热之药，有火者不宜服。

此卷所载方论，种种各殊，然皆系呕吐反胃、水饮虫积等症，非真膈病也。膈病乃胃口枯槁之症，百无一治，论中虽有膈脉膈症，而其形象，俱未详载。必临症多，乃能识其真耳。

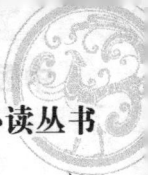

旋覆代赭汤　　四逆汤　　小柴胡汤以上三方俱见伤寒
小半夏汤方见痰饮　竹叶石膏汤加生姜，见通治。

泄　泻

《灵》《素》

《灵·论疾疹尺篇》：飧泄脉小者，手足寒，难已，飧泄
脉小手足温，泄易已。《玉版篇》：其腹大胀，四末清，脱形
泄甚，是逆也。诸病暴注下迫，皆属于热。

《素·阴阳应象大论》：清气在下，则生飧泄。春伤于
风，夏生飧泄。湿胜则濡泄。《脉要精微论》久风为飧泄。
《平人气象论》泄而脱血难治。《玉机真脏论》泄而脉大
难治。

《难　经》

泄凡有五，其名不同：有胃泄、有脾泄、有大肠泄、有
小肠泄、有大瘕泄，名曰后重。胃泄者，饮食不化色黄。
脾泄者，腹胀满泄注，食即呕，吐逆。大肠泄者，食已窘
迫，大便色白，肠鸣切痛。小肠泄者，溲而便脓血，少腹
痛。大瘕泄者，里急后重，数至圊而不能便，茎中痛，此五
泄之要法也。

泄　泻　方

温脾汤《本事方》　主治痼冷在肠胃间，泄泻腹痛。宜
先取去，然后调治，不可谓虚，以养病也。

厚朴　干姜　甘草　桂心　附子各二两　大黄四钱

上六味㕮咀,取一两,水二钟煎六分,顿服。不可谓虚以养病,此千古之要诀,后人反是。

诃藜勒丸《济生》　治大肠虚冷,泄泻不止,腹胁引痛,饮食不化。

诃藜勒面裹煨　附子炮　肉豆蔻面裹煨　木香　吴茱萸炒　龙骨生用　白茯苓　荜拨等分

上为末,生姜汁煮面糊丸如梧子大,每服七十丸,空心米饮下。

香茸丸　治饮酒多,遂成酒泄,骨立不能食,但再饮一二盏,泄作几年矣。

嫩鹿茸酥炙黄　肉豆蔻煨,各一两　生麝香另研,一钱

上为末,陈米饭为丸如梧子大,每服五十丸,空心米饮下。

固肠丸《得效》　治脏腑滑泄,昼夜无度。

吴茱萸　御粟壳　黄连各等分

上为末,醋糊丸如桐子大,每服三十丸,空心米饮下。

附子理中丸《局方》　治脾胃冷弱,心腹疼痛,呕吐泻痢,霍乱转筋,体冷微汗,手足厥冷,心下逆冷满闷,腹中雷鸣,饮食不进,及一切陈寒痼冷,并皆治之。

人参一两　附子炮,一枚　干姜炮　甘草炙,各一两
白术土炒二两

上为末蜜丸,每药一两作十丸,每服一丸,以水一盏化开,煎至七分,稍热,食前服。

四君子汤《局方》　**六君子汤**　**归脾汤**　**平胃散**　**补中益气汤**　**枳实丸**消痞积,止泄泻　**泻黄散**　**五苓散**　**四**

神丸　藿香正气散《局方》　以上十方见通治　四逆散治少阴泄泻　大承气汤　小承气汤　调胃承气汤　败毒散葛根汤　葛根黄芩黄连汤以上七方俱见伤寒　厚朴七物汤方见腹痛门

　　按：泄泻乃一时寒暖不调，水谷不化，或胃暑伤湿等症，当择清淡消散之品，一二剂即愈。今所集方，内多脾胃虚寒久病之方，随症酌用可也。

兰台轨范
卷六

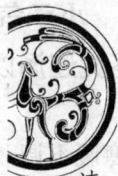

清·吴江徐灵胎洄溪　著

孙男　聂我闻　校

积 聚 癥 痞

《灵》《素》

《灵·百病始生篇》:黄帝问于岐伯曰:夫百病之始生也,皆生于风雨寒暑清湿喜怒,喜怒不节则伤脏,风雨则伤上,清湿则伤下,三部之气,所伤异类,愿闻其会。岐伯曰:三部之气各不同,或起阴,或起于阳,请言其方。喜怒不节则伤脏,脏伤则病起于阴也。清湿袭虚,则病起于下,风雨袭虚,则病起于上,是谓三部。至于其淫泆,不可胜数。黄帝曰:积之始生,至其已成奈何? 岐伯曰:积之始生,得寒乃生。四字乃成积之总诀。厥乃成积也。黄帝曰:其成积奈何? 岐伯曰:厥气生足悗,悗生胫寒,胫寒则血气凝涩,血气凝涩则寒气上入于肠胃,入于肠胃则䐜胀,䐜胀则肠外之汁沫迫聚不得散,日以成积,卒然多饮食则肠满,起居不节,用力过度,则络脉伤。阳络伤则血外溢,血外溢则衄血。阴络伤则血内溢,血内溢则后血。衄为阳经之血,宜凉。后血为阴经之血,宜温。肠胃之络伤则血溢于肠外,肠外有寒,汁沫与血相搏,则并合凝聚不得散,而积成矣。凡积未有不因血而成者。卒然外中于寒,若内伤于忧怒,则气上逆,气上逆则六输不通,温气不行,凝血蕴里而不散,津液涩渗,着而不去,而积皆成矣。《六元正纪大论》:大积大聚,不可犯也,衰其大半而止,过则死。《骨空论》:任脉为病,男子内结七疝,女子带下瘕聚。

息积 《素·奇病论》:帝曰:病胁下满气逆,二三岁不已,是为何病? 岐伯曰:病名曰息积。此不妨于食,不可灸刺,积为导引服药,药不能独治也。积最宜外治。

伏梁 《灵·邪气脏腑病形篇》:心脉微缓为伏梁。在心下,上下行,时唾血。《素·腹中论》:帝曰:人有身体髀股胻皆肿,环脐而痛,是为何病? 岐伯曰:病名伏梁。此风根也。其气溢于大肠,而着于肓,肓之原在脐下,故环脐而痛也。不可动之,动之为水溺涩之病。

《难　　经》

病有积有聚,何以别之? 然积者阴气也,聚者阳气也。故阴沉而伏,阳浮而动。气之所积名曰积,气之所聚名曰聚。故积者五脏所生,聚者六腑所成也。积者阴气也,其始发有常处,其痛不离其部,上下有所终始,左右有所穷处。聚者阳气也,其始发无根本,上下无所留止,其痛无常处,故以是别,知积、聚也。五脏之积,各有名乎? 以何月何日得之? 然肝之积名曰肥气,在左胁下如覆杯,有头足。心之积名曰伏梁,起脐上大如臂,上至心下。脾之积名曰痞气,在胃脘,腹大如盘。肺之积名曰息贲,在右胁下,覆大如杯。肾之积名曰奔豚,发于少腹,上至心下,若豚状,或上或下无时。

《金　匮》

师曰：病有奔豚，有吐脓，有惊怖，有火邪，此四部病，皆从惊发得之。师曰：奔豚病从少腹起，上冲咽喉，发作欲死，复还止，皆从惊恐得之。夫瘦人绕脐痛，必有风冷，谷气不行，而反下之，其气必冲，不冲，心下则痞。问曰：病有积有聚，有䅟气，何谓也？师曰：积者脏病也，终不移；聚者腑病也，发作有时，展转痛移，为可治。䅟气者胁下痛，按之则愈，复发为䅟气。积聚皆有形，䅟气则无形而有气耳。病者腹满，按之不痛为虚，痛者为实，可下之。舌黄未下者，下之黄自去。腹满时减复如故，此为寒，当与温药。脉紧如转索无常者，有宿食也。薤不可共牛肉作羹，食之成瘕病。韭亦然。醋合酪食之，令人血瘕。

《病　源》

癥瘕　皆由寒温不调，饮食不化，与脏器相搏结所生也。其病不动者直名为癥。若病虽有结瘕而可推移者名为癥瘕。瘕者假也，为虚假可动也。

鳖癥　谓腹内有癥结，如鳖之形状，有食鳖触冷不消生癥者，有食诸杂物得冷不消，变化而作者。

虱癥　人有多虱而性好啮之，所啮既多，腑脏虚弱，不能消之，变化生癥，患者见虱必啮之，不能禁止，时从下部出，亦能毙人。

米癥　人有好哑米，转久弥嗜哑之。若不得米，则胸中清水出，米不消化，遂生癥结。其人常思米，不能饮食，久则毙，腹内有人声。

有人腹内忽有人声，或学人语而相答，此乃不幸，致生灾变，非关经络脏腑、冷热虚实所为也。服雷丸可愈。

发瘕　有人因饮食内误有头发，随食成瘕，胸喉间如有虫上下来去者是也。

蛟龙病　三月八日蛟龙子生在芹菜上，人食芹菜入腹，变成蛟龙，其病之状，发则如癫。

鱼瘕　有人胃气虚弱者，食生鱼因为冷气所搏，不能消之，结成鱼瘕。揣之有形，状如鱼也。

蛇瘕　人有食蛇不消，因腹内生蛇瘕也。亦有蛇之精液，误入饮食内食之，其状常若饥，而食则不下喉，食至胸内即吐出，其病在腹。摸揣亦有蛇状，谓蛇瘕也。

酒瘕　人有饮酒多而食谷少，稍久渐瘦，遂常思酒不得则吐。多睡不复能食，是胃中有虫使之然，名为酒瘕也。

腹内有毛　人因饮食内误有毛，随食入腹，则渐渐羸瘦，但此病不说别有证状，常自言因食毛以知之。

积聚癥痞方

奔豚汤《金匮》　奔豚气上冲胸腹痛，往来寒热，此主之。

甘草　川芎　当归各二两　半夏四两　黄芩二两
生葛五两　芍药一两　生姜四两　甘李根皮一升

上九味，以水二斗煮取五升，温服一升，日三夜一服。

茯苓桂枝甘草大枣汤《金匮》　发汗后，脐下悸者，欲作奔豚，此汤主之。

桂枝四两　茯苓半斤　甘草二两，炙　大枣十五枚上四味，以甘澜水一斗先煮茯苓减二升，内诸药，煮取三升，去渣，温服一升，日三服。

桂枝加桂汤《金匮》　发汗后烧针令其汗，针处被寒，核起而赤者，必发奔豚。小腹上至心，灸其核上各一壮，与此汤。此灸法不循穴道，亦甚易。

即桂枝汤加桂二两。

备急丸《金匮》　治寒气冷食，稽留胃中，心腹满痛，大便不通。

大黄　干姜各二两　巴豆一两，去皮研如脂

上先捣大黄、干姜为末，内巴豆合捣千杵，和蜜丸如豆大，藏密器中勿泄气，候用，每服三四丸，暖水或酒下。

又主中恶心腹胀满，卒痛如锥刺，气急口噤，如卒死者，捧头起灌令下咽，须臾当差，不差更与三丸。当腹中鸣，即吐利便差。若口噤者须化，从鼻孔用苇管吹入，自下于咽。此温下之法，口噤不能服药者，亦是一法。

贪食食多不消心腹坚满痛治之方《千金》

盐一升　水三升

上二味煮令盐消，分三服，当吐出食便差。

蛟龙病方《金匮》　治春秋二时龙精带入芹菜中，人偶食之为病，发时手背腹满痛，不可忍。

硬糖二三升　日两度服之。吐出如蜥蜴三五枚差。

疗犬肉伤《金匮》　治食犬肉不消，心下坚或腹胀，口干大渴，心急发热，妄语如狂，或洞下。

杏仁一升，合皮熟研用　沸汤三升和汁，分三服，痢下肉片大验。

疗食鲙伤《金匮》　治鲙食之在心胸间不化，吐复不出,速下除之,久成癥病。

橘皮一两　大黄二两　朴硝二两

上三味,以水一大升煮至小升,顿服即消。

疗鲙癥《金匮》　治食鲙多不消,结为癥病。

马鞭草捣汁饮之,或以姜叶汁饮之一升,亦消。又可服药吐之。

疗虱癥《千金》　由啮虱在腹,生长为虱癥。按:此病发服水银。

故篦子一枚　故梳子一枚

上二味各破为二份,先取一份烧灰末之,又取一分,以水五升煮取一升,顿服前末尽,少时当病出,无所忌。

疗十年疝癖方《千金翼》

桃仁去皮尖双仁,煮熬　豉干泡去皮熬,捣筛,各六升
蜀椒去目闭口者,生捣筛,三升　干姜捣筛,三升

上四味,先捣桃仁如膏,合捣千杵,如干可入少蜜和捣,令可丸,如酸枣大,空腹酒服三丸。日三,仍用熨法。

椒熨方《千金翼》

取新盆一口受一斗者,钻底上作三十余孔,孔上布椒三合,椒上布盐,盐上安纸两重,上布冷灰一升,冷灰上安热灰一升,热灰上安熟炭火如鸡子大,常令盆热,底安薄毯,其口以板盖上,以手捉勿令落,仰卧安于腹上,逐病上及痛处,自捉遣移熨之,冷气及癥结皆从下部中作气出。七日一易椒盐,满三七日,百病差乃止。

破癖汤《千金翼》

白术　枳实炙　柴胡各三两

上以水五升煮取二升,分三服,日三。

173

备急熨癥方《千金翼》

吴茱萸三升　以酒和煮，热布裹熨之。

广济疗鳖瘕《外台》

白马尿一升五合　温服之，令尽差。

广济疗米癥《外台》　其疾常欲食米，若不得米，则胸中出清水。

鸡屎一升　白米五合　捣散，用水一升顿服。

疗米癥羸瘦至死《外台》

葱白两虎口，切　乌梅三十枚，碎

上二味，以水三升宿渍乌梅，使得极浓。清晨啖葱白，随饮乌梅汁尽，顷之心腹烦欲吐，即令出之。三晨疗之，当吐出米癥差，无所忌。

广济疗发癥《外台》　人因食误食发，即胸间如有虫上下，惟欲饮油。

油一斤　以香泽煎之，大锰锗贮之，安病人头边，以口鼻临油上，勿令得饮，及傅之鼻面，令有香气。当叫唤取饮，不得与之，必疲极眠睡，其发当从口出，饮油人专守视之，并石灰一裹，见癥出，以灰粉手捉癥抽出，须臾抽尽，即是发也。奇法

积块丸　治癥瘕积聚，癖块蛊积。

京三棱　莪术备用，醋煨　自然铜　蛇含石各烧，研，各二两　雄黄　蜈蚣各一钱二分，焙研　木香一钱半　铁花粉用粳米醋炒一钱　辰砂　沉香各八分　冰片五分　芦荟　天竺黄　阿魏　全蝎焙干，各四钱

上为末，用雄猪胆汁丸如桐子大，每服七八分。诸虫皆效。

治食索粉积方

用紫苏煎浓汁,加杏仁泥服之即散。

易简红丸　破癥消痕。

蓬术　三棱　橘皮　青皮　胡椒　干姜　阿魏
矾红

上水泛为丸,每服六十丸,姜汤下。又小儿脾胃之
癥,极有神效。

大七气汤　治一切癥痕。

三棱　莪术各煨,切　青皮　陈皮去白　木香　藿香
肉桂　益智仁　甘草各七钱五分

上㕮咀,每服五钱,水二盏煎至一盏,食前服。

半硫丸《局方》　除积冷,温脾胃,一切痃癖,大便
冷闭。

硫黄明净好者研令极细,用柳木锤子研过　半夏汤洗七
次,焙干为末

上等分,以生姜自然汁同熬,入干蒸饼末搅和匀,入
臼内杵数百下,丸如桐子大。每服空心温酒或生姜汤下,
十五丸至二十丸。妇人醋汤下。

发癥饮油方夏子奇疾方

雄黄半两　上为末,水调服之。虫自出。

食发成瘕方

猪脂二升　酒三升

上以水煮三沸,温服,日三。

酒鳖气鳖血鳖方《直指方》　治平时嗜酒,血入于酒为
酒鳖。在气血凝于气为气鳖。虚劳痼冷,败血杂痰为血
鳖。或附胁背,或隐肠腹,须急治之。

生硫黄末,以老酒调下,时时服之。此味人多畏之,不敢轻服,其实性甚和缓,目睹有人服数斤,全无所害。惟肌肤色黄而已。

蛇瘕方《千金翼》

白马尾切细酒服。初服五分一匕。次服三分一匕,更服二分一匕,不可顿服,杀人。

蛟龙病方

《唐明皇杂录》云:有黄门奉使交广回,太医周顾曰:此人腹中有蛟龙。上惊问。对曰:臣驰马大庚岭,热困且渴,遂饮涧水竟,腹中坚痞如石,周遂以石硝、雄黄煮服之。立吐一物,长数寸,大如指,视之鳞甲皆具。此疾遂愈。

蛇瘕《危氏方》 治面光发热如火炙。

蒜汁一碗饮之,吐出如蛇即愈。

腹内蛇瘕方《易简》

误食菜中蛇精成蛇瘕,或食蛇肉成瘕。腹中常饥,食物即吐,以赤足蜈蚣一条,炙研末,酒服。

血瘕方甄氏

鳖甲 大黄 琥珀等分

上三味作散,酒服二钱,少时恶血即下。若妇人小肠中血下尽,即休服也。

虱瘕 喜食血。

用极旧木梳煅灰服。

妇人狐瘕方《外台》 因月水来,或悲或惊,或逢疾风暴雨被湿,致成狐瘕,精神恍惚,令人月水不通,胸胁腰背痛引阴中,小便难,嗜食欲吐,如有孕状,其瘕手足成形者杀人，未成者可治。

用新鼠一枚，以新絮裹之，黄泥固住，入地坑中，桑薪烧其上。一日夜取出，去絮，入桂心末六铢为末，酒服方寸匕，不过一二服，当自下。

瓜蒂散《金匮》　**大承气汤**　**小承气汤**　**调胃承气汤**以上四方俱见伤寒　**保和丸**丹溪　**枳术丸**洁古　**皂矾平胃散**　**感应丸**上四方见通治　**阿魏撞气丸**方见膈吐　**蛇含石丸**即禹余粮丸，见臌胀

虫 附狐惑

《灵　枢》

《上膈篇》：虫为下膈。其详备载膈症门。

虫瘕蛟蛕　《厥病篇》：肠中有虫瘕及蛟蛕，皆不可取以小针。心肠痛㤏作痛，肿聚往来上下行，痛有休止，腹热喜渴，涎出者是蛟蛕也。以手聚按而坚持之，无令得移，以大针刺之。久持之，虫不动，乃出针也。

《金　匮》

蛔虫之为病，令人吐涎心痛，发作有时，毒药不止。蛔厥者，当吐蛔，令病者静而复时烦，此为脏寒。蛔上入膈故烦，须臾复止，得食而呕又烦者，蛔闻食臭出，其人当自吐蛔。狐惑之为病，状如伤寒，默默欲眠，目不得卧，卧起不安，蚀于喉为惑，蚀于阴气为狐，不欲饮食，恶闻食臭，其面目乍赤乍黑乍白。此皆伤寒余毒所结，湿热生虫也。

《病　源》

九虫者,一曰伏虫,长四分;二曰蛔虫,长一尺;三曰白虫,长一寸;四曰肉虫,状如烂杏;五曰肺虫,状如蚕;六曰胃虫,状如虾蟆;七曰弱虫,状如瓜瓣;八曰赤虫,状如生肉;九曰蛲虫,至细微,形如菜虫;伏虫,群虫之主也。蛔虫贯心则杀人,白虫相生,子孙转大,长至四五尺,亦能杀人。肉虫令人烦满,肺虫令人咳嗽,胃虫令人呕逆吐,喜哕。弱虫又名膈虫,令人多唾。赤虫令人肠鸣。蛲虫居胴肠,多则为痔,极则为癞,因人疮处,以生诸痈疽癣瘘病疥䘌虫,无所不为,人亦不必尽有,有亦不必尽多,或偏无者。此诸虫依肠胃之间,若腑脏气实,则不为害,若虚则能侵蚀,随其虫之动,而能变成诸患也。凡虫毒有数种,皆是变感之气,人有故造作之,多取虫蛇之类,以器皿盛贮,任其自相啖击。惟有一物独在者,即为之蛊,便能变感,随逐酒食,为人患祸,患祸于他,则蛊主吉利,所以不羁之徒畜事之。

齿䘌　是虫食齿至龈,脓烂汁臭,如屯之收,故谓之齿䘌。

虫　方

甘草粉蜜汤《金匮》　蛔虫之为病,令人吐涎心痛,发作有时,毒药不止,此汤主之。

甘草二两　粉一两　蜜四两

上以水三升,煮甘草取二升,去滓,内粉蜜搅令和,煎如薄粥,温服一升,差即止。

乌梅丸 治病者静而时烦,因脏寒蛔上入其膈,为蛔厥,当吐蛔。

乌梅三百个 黄连一斤 黄柏六两 干姜十两 附子六枚,炮 蜀椒四两,熬去汗 桂枝六两 细辛六两 人参六两 当归四两

上十味异捣筛,合治之,以苦酒渍乌梅一宿,去核,蒸之五升米下饭熟捣成泥,和药令相得,内臼中与蜜杵二千下,丸如梧桐子大,先食饮服十丸,日三服,稍加至二十丸。忌生冷滑物臭食等。

疗蛔虫攻心腹痛《千金》

用石榴根捣取汁,平旦服。亦可水煎。

疗虫蚀下部《千金》

胡粉 雄黄

上二味,各等分为末,着谷道中。亦治小儿。

疗伤寒䘌病《千金》

取生鸡子,小头叩出白,入漆一合,熟和搅令极调,当沫出,更内着壳中,仰吞之。食顷或半日乃吐下。虫剧者再服。虫尽热除病愈。

追虫丸八阵 治一切虫积。

黑牵牛取头末 槟榔各八两 雷丸醋炙 南木香各二两为末 茵陈二两 大皂角 苦楝皮各一两

上煎浓汁,水为丸绿豆大,大人每服四钱,小儿三钱,或二钱,或一钱半,量人虚实,用砂糖水吞下。待追去恶毒虫积二三次,方以粥补之。按:浓煎汁水为丸,原本如此,必有误字,竟将水泛丸可也。

下虫丸 追虫取积。

苦楝皮根皮为上树面,次之去面上粗皮　上为末,面糊丸弹子大。如欲服药,宜戒午饭,晡时预食油煎鸡卵饼一二个,待上床时,白滚汤化下一丸。至五更取下异虫为效。

疗寸白虫

榧子　槟榔　芜夷各等分

上为末,每二钱温酒调服,先吃烧牛肉脯,后服食,水泻永除。

又方

榧子四十九粒,去皮　以月上旬平旦空心服七枚,日服尽,虫消成水,永瘥。又云,食实七枚,七日满,虫化为水。

疗湿䘌虫《千金翼》　此症多是热病后,或久下不止,或有客热结在腹中,或遇暑湿凉气者,多生此病。病亦有燥䘌,不甚泻痢,而下部疮痒,不问燥湿,久则杀人。为病诊齿无色,舌上尽白,甚者满口有疮,四肢沉重喜眠,如此者为虫下食其肛,肛烂尽见五脏,即死矣。

黄连　生姜切,各十两　艾叶八两　苦参四两

上四味㕮咀,以水一斗煮取三升,为三服,日三。

疗蛔虫　病由劳热伤心,有虫名蛔虫,长一尺,贯心则死。

雷丸熬　橘皮　桃仁各五分　狼牙六分　贯众三枚芜夷　青箱子　干漆熬,各四分　乱发如鸡子,烧　僵蚕二十枚,熬

上十味,捣筛蜜丸,以饮及酒空腹服二七丸,日再服。

疗百虫方《外台》

石榴皮东引者一握,去疮皮　槟榔七枚

上以水二升煎减半,顿服,欲服时先嚼鹿脯咽汁,即进之,每月一二三日吃药必瘥。以虫头向上,月三五以后不效,以虫头向下也。服药前一日莫食,其虫吃药之后,或痢出,或内消皆瘥。忌食生脍、白酒、诸冷物一月余。

鹤虱散《外台》　疗蛔虫心痛。

鹤虱二分末,温酢一盏和服之,虫当出。

胡粉丸《外台》　疗心痛不可忍,似蛔虫者。

生胡麻一合　胡粉半合,熬,捣

上二味,先以猪肉脯一斤空腹啖,咽汁勿咽肉,后取胡粉和胡麻搜作丸,以少清酒使成顿服尽。十岁以上增减。忌生冷、猪血、鱼、鸡、蒜、醋等七日。若是蛔虫,吐水者是也。

甘草泻心汤《金匮》　治狐惑之为病,状如伤寒默默欲眠,目不闭,卧起不安。蚀于喉为惑,蚀于阴为狐。不欲饮食,恶闻食臭,其面乍赤乍黑乍白。蚀于上部则声喝,此汤主之。蚀于下部则咽干,苦参汤洗之。蚀于肛者,雄黄熏之。

甘草四两　黄芩　人参　干姜各三两　黄连一两
大枣十二枚　半夏半升

上七味,水一斗煮取六升,去滓再煎,温服一升,日三服。

苦参汤《金匮》

苦参一升,水一斗煎取七升,去渣熏洗,日三。

雄黄熏方《金匮》

雄黄一味为末,筒瓦二枚合之,烧,向肛熏之。

赤小豆当归散《金匮》 病者脉数,无热微烦,默默但欲卧,汗出,初得之三四日,目赤如鸠眼,七八日目四眦黑。若能食者,脓已成也,此汤主之。

赤小豆三升,浸令芽出,曝干 当归

上二味为散,浆水服方寸匕,日三服。

疗心痛欲死《外台》

浓捣地黄汁,和面作冷淘,不用盐服,一顿虫即出。

芜夷散 治虫咬心痛欲验之,大痛不可忍。或吐青黄绿水涎沫,或吐虫,发有休止。

芜夷 雷丸各半两 干漆碎研,炒烟尽,一两

上共为末,每服三钱,调和服。

诸痛 头、心、胃、腰、腹

《灵》《素》

《灵·终始篇》:病痛者阴也,痛而以手按之不得者,阴也。

《素·举痛论》:视其五色,黄赤为热,白为寒,青黑为痛。《调经论》:实者外坚充满,不可按之,按之则痛。虚者聂辟气不足,按之则气足以温之,故快然而不痛。《阴阳应象大论》:气伤痛,形伤肿。故先痛而后肿者,气伤形也;先肿而后痛者,形伤气也。《痹论》:痛者寒气多也,有寒故痛也。

头　痛

《灵》《素》

《灵·经脉篇》：足太阳膀胱脉动，则病冲头痛，目似脱，项如拔，脊痛腰似折，髀不可以曲，腘如结，踹如裂，是为踝厥。督脉之别，名曰长强，挟膂上项，散头上，下当肩胛左右，别走太阳，入贯膂，实则脊强，虚则头重。足少阳胆脉是主骨所生病者，头痛颔痛。《厥病篇》真头痛，头痛甚，脑尽痛，手足寒至节，死不至。

《素·奇病论》帝曰：人有病头痛，以数岁不已，此安得之，名为何病？岐伯曰：当有所犯大寒，内至骨髓，髓者以脑为主，脑逆故令头痛，齿亦痛，病名曰厥逆。

《病　源》

膈痰风厥头痛　风痰相结，上冲于头，即令头痛，数岁不已，即连脑痛，手足寒至节即死。真头痛亦必有痰。

《千　金》

卒头痛，头痛如破，非中冷又非中风，是胸膈中痰厥气上冲，名为厥头痛，吐之即差。

头　痛　方

头痛方《千金翼》
葶苈子捣末，以汤淋取汁，洗头良。
又方《千金翼》

吴茱萸三升　以水五升煮取三升,以绵拭发根良。

厥头痛吐方《外台》　治痰厥头痛。

但单煮茗,作饮二三升许,须臾适吐,吐毕又饮,能如是数过。剧者须吐胆汁乃止,不损人。

石膏散《宝鉴》

川芎　石膏　白芷各等分

上为末,每服四钱,热茶清调下。并治风火头痛之方。

透顶散《本事方》　治偏正头风,夹脑风,并一切头风,不问远年近日。

细辛三茎　瓜蒂七分　丁香三粒　糯米七粒　脑子麝香各一黑豆大

上将脑、麝研细,将前四味另研细,然后合研令匀,封好,患人在左右搐一大豆许,良久出涎一升许,则安。

痛风饼子《圣惠》

五倍子　全蝎　土狗各八分

上为末,醋丸作如钱大饼子,发时再用醋润透,顶太阳穴上炙热贴之,仍用帕子缚之。啜浓茶睡觉自愈。

止痛太阳丹《奇效》

天南星　川芎等分

上为末,同莲须葱白捣烂作饼,贴太阳痛处。

气攻头痛方《奇效》

萆麻子　乳香等分

上捣烂,作饼贴太阳穴上,如痛止急去,顶上解开头发出气,即去药。

治头痛方《奇效》

用大蒜一颗,去皮研取汁,令病人仰卧,以铜箸点少许滴鼻中,急令搐入脑,眼中泪出差。

玉液汤《济生》 治眉棱骨痛。

半夏六钱 汤泡七次切片,作一服,加生姜十片,水煎去渣,纳沉香末少许服。

羚犀汤济生 治暗风头旋眼黑,昏眩倦急,痰涎壅盛,骨节疼痛。

羚羊角屑 旋覆花 紫苑 石膏 甘草炙,各一两 细辛半两 前胡七钱半 犀角屑二钱半

上药每服三钱,加生姜三大片,大枣一枚,水煎服。

秘方贴头风热病

大黄 朴硝等分

上为末,用井底泥捏作饼,贴两太阳穴。头风皆属寒,此独发热,不可不备。

清震汤《保命》 治头面疙瘩,憎寒拘急发热,状如伤寒。即雷头风。

升麻 苍术各四钱 荷叶全者一个 水煎,食后服。杨梅毒入头亦有此病,当用治毒治方治之。

治头内如虫蛀响 此名天白蚁。

用茶子末吹鼻中。此奇病,不可不知。

玉真圆《本事方》 治肾气不足,气逆上行,头痛不可忍,谓之肾厥,其脉举之则弦,按之则石坚。

硫黄二两 石膏煅通赤,研 半夏柴汤洗,各一两 硝石一钱五分

上为细末研匀,生姜汁糊丸如梧子大,阴干,每服二十丸,或姜汤或米饮下,更灸关元穴百壮。

茶调散《局方》 治诸风上攻,头目昏重,偏正头痛,

鼻寒身重,及妇人血风攻疰,太阳穴疼。

白芷　甘草　羌活各二两　荆芥去梗　川芎各四两
细辛去芦,一两　防风一两半　薄荷叶不见火,八两

上为细末,每服二钱,食后茶清调下,常服清头目。

头风摩散方见风门

头风有偏正之殊,其病皆在少阳阳明之络,以毫针刺痛处数穴立效。其外有疮毒入头,名杨梅头痛。此乃外科之症,另有治法。

心　胃　痛

《灵　枢》

《厥病篇》:厥心痛,与背相控,善瘛,如从后触其心,伛偻者,肾心痛也。厥心痛,痛如以锥针刺其心,心痛甚者,脾心痛也。厥心痛,色苍苍如死状,终日不得太息,肝心痛也。厥心痛,卧若徒居,心痛,间动作痛益甚,色不变,肺心痛也。真心痛,手足清至节,心痛甚,旦发夕死,夕发旦死。

《千　金》

胸痹令人心中坚痞急痛,肌中苦痹,绞痛如刺,不能俯仰,胸前皮皆痛,手不得犯,短气咳唾引痛,咽塞痒燥,时欲呕吐,烦闷自汗出,或因背痛,不治数日死。

《外　台》

九种心痛　一虫,二注,三气,四悸,五食,六饮,七

冷，八热，九去来痛。

恶注心痛　中恶心痛，心腹绞刺，奄奄欲绝。

近人患心胃痛者甚多，十人之中必有二三，皆系痰饮留于心中，久成饮囊，发作轻重疏数虽各不同，而病因一辄，治法以涤饮降气为主。凡病竟有时代之不同，如近三十年中，咳嗽吐血者十人而五，余少时此病绝少，亦不可解也。

心胃痛方

瓜蒌薤白白酒汤《金匮》　胸痹之病，喘息咳唾，胸背痛短气，寸口脉沉而迟，关上小紧数，此汤主之。

瓜蒌一枚，捣　薤白半斤　白酒七升

上三味，同煮取三升，分温再服。

瓜蒌薤白半夏汤《金匮》　胸痹不得卧，心痛彻背者，此汤主之。

即前方加半夏半升。

枳实薤白桂枝汤《金匮》　胸痹心中痞气，气结在胸，胸满胁下逆抢心，此汤主之。人参汤主之。

枳实四枚　厚朴四两　薤白半斤　桂枝一两　瓜蒌一枚，捣

上五味，以水五升先煮枳实、厚朴，取二升，去渣，内诸药煮数沸，分温三服。

人参汤《金匮》　即理中汤

茯苓杏仁甘草汤《金匮》　胸痹胸中气短，此汤主之。橘枳姜汤亦主之。

茯苓三两　杏仁五十枚　甘草一两

上三味，以水一斗煮取五升，温服一升，日三，不差

更服。

橘皮枳实生姜汤《金匮》

橘皮一斤　枳实三两　生姜半斤

上三味,以水五升煮取二升,分温再服。

薏苡仁附子散《金匮》　胸痹缓急者,此主之。

薏苡仁十五两　大附子十枚,炮

上二味,杵为散,服方寸匕,日三服。

桂枝生姜枳实汤《金匮》　心中痞,诸逆心悬痛,此汤主之。

桂枝　生姜各三两　枳实五枚

上三味,以水六升煮取三升,分温三服。

赤石脂丸《金匮》　心痛彻背,背痛彻心,此主之。

蜀椒一两　乌头一分,炮　附子半两　干姜一两　赤石脂一两

上五味末之,蜜丸如梧子大,先食服一丸,日三服,不知再加。此治大寒之症。

九痛丸《金匮》　治九种心疼。

附子三两,炮　狼牙一两,炙香　巴豆一两,去皮心,熬研如脂　人参　干姜　茱萸各一两

上六味末之,炼蜜丸如梧子大,酒下。强人初服三丸,日三服,弱者二丸。兼治卒中恶,腹胀痛,口不能言。又治连年积冷流注,心胸痛,并冷气上冲。落马坠车,血疾等皆主之。忌口如常服。

大建中汤《金匮》　心胸中大寒痛,呕不能饮食,腹中寒,上冲皮起,出见有头足,上下痛,不可触近,此主之。

蜀椒二合,去汗　干姜四两　人参二两

以水四升煮取二升，去渣，内胶饴一升，微火煎取一
升半，分温再服。如一炊顷，可饮粥二升，后更服，当一日
食糜，温复之。

疗胸痹心痛方《千金》

灸膻中百壮，穴在鸠尾上一寸。此灸神效，百壮灸，疮
愈再灸。非一日满百壮也。

熨背法《千金翼》　治胸痹心背疼痛气闷。

乌头　细辛　附子　羌活　蜀椒　桂心各一两　川
芎一两三钱半

上共为散，以少醋拌绵裹，微火炙令暖，以熨背上。

疗心痛方《外台》

牛油半合，温服差。此乃治虫痛之方。

海蛤丸丹溪　治痰饮心痛。

海蛤烧灰为末，过数日火毒散用　瓜蒌仁研

上以海蛤入瓜蒌内，干湿得所为丸，每服十五丸。

失笑散经验　治妇人心痛，气刺不可忍。

五灵脂　蒲黄等分

每用二钱，醋熬膏，入水煎服。此方治瘀血犯心。

鹤虱散《外台》　**胡粉丸**《外台》　**疗心痛如虫啮方**《外
台》　**芜荑散**以上四方俱见虫门　**平胃散**见通治　**半夏泻心
汤**见膈吐

腰　痛

《灵　枢》

《经脉篇》：肝足厥阴也。是动则病腰痛，不可以俯

仰。《终始篇》:刺诸痛者其脉皆实,从腰以上者,手太阴阳明皆主之。从腰以下者,足太阴阳明皆主之。病在腰者取之腘。

《病　　源》

肾主腰脚,肾经虚损,风冷乘之,故腰痛也。又邪客于足少阴之络,令人腰痛引小腹,不可以仰息。诊其尺脉沉,主腰背痛,尺寸俱浮直下,此为督脉腰强痛。

风湿腰痛　劳伤肾气,经络既虚,或因卧湿当风,风寒乘虚搏于肾,肾经与血气相击而腰痛。

肾着腰痛　肾主腰脚,肾经虚则受风冷,内有积水,风水相搏,浸积于肾,肾气内着,不能宣通,故令腰痛。其痛状身重腰冷,腹重如带五千钱。如坐于水,形状如水,不渴,小便自利,饮食如故,久久变为水病,肾湿故也。

背偻　肝主筋而藏血,血为阴,气为阳,阳气精则养神,柔则养筋,阴阳和同则血气调适,共相荣养也。邪不能伤,若虚则受风,风寒搏于脊膂之筋,冷则挛急,故令背偻。

胁痛　邪气客于足少阳之络,令人胁痛咳,汗出,阴气系于肝,寒气客于脉中则血泣,脉急引胁与小腹,诊其脉弦而急,胁下如刀刺,状如飞尸,至困不死。胁痛属足少阳,不属足厥阴。

腰　痛　方

甘姜苓术汤《金匮》　肾着之病,其人身体重,腰中冷如坐水中,形如水状,反不渴,小便自利,饮食如故,病属下焦,身劳汗出,衣里冷湿,久久得之,腰以下冷痛,腹重如带五千钱。

甘草　白术各二两　干姜　茯苓各四两

上四味,以水五升煮取三升,分温三服,腰中即温。

青娥丸《局方》　治肾虚为风冷所乘,或处湿地,或坠堕伤损,或因风寒,皆令腰间似有物垂坠也,悉主之。

胡桃二十个,去壳皮　破故纸酒炒,六两　蒜四两,熬膏杜仲姜汁炒,十六两

上共为末,丸如桐子大,温酒下。妇人淡醋汤下三十丸。

加味小柴胡汤《良方》　治伤寒胁痛。

柴胡二钱　半夏一钱半　黄芩二钱　人参一钱五分牡蛎粉一钱　枳壳一钱　甘草一钱

上作一服,姜五片,红枣二枚,煎服。

摩腰膏丹溪　治老人腰痛,妇人白带。

附子尖　乌头尖　南星各二钱半　朱砂　雄黄　樟脑　丁香各一钱半　干姜一钱　麝香大者,五粒

上共为末,蜜丸龙眼大,每一丸用生姜汁化开如厚粥,火上烘热,放掌上摩腰中,候药尽,贴腰上,即烘绵衣缚定,腰热如火,间二日用一丸。此法近有人专用此治形体之病,凡虚人老人,颇有效验,其术甚行。又此方加入倭硫黄、人参、鹿茸、沉香、水安息等大补之品,摩虚损及老人更妙。又一法,以麻油、黄蜡为丸,如胡桃大,烘热摩腰上。俟腰上热,然后扎好。一丸可用数十次。腹中病亦可摩。

疗腰痛方良方

杜仲　肉苁蓉　破故纸　人参　当归　秋石　川巴

戟　鹿角霜各等分

上后末，用猪腰子一个洗净，淡盐汤泡过，劈开两边，中间勿断，细花开，用前药渗入，另用稀绢一块包裹绵扎，外用小罐入酒少许。纸封毋令走泄药气，煮熟，取食之，饮醇酒三杯，立愈。

又方奇效

胡桃肉　补骨脂　杜仲各四两

上作二贴，每贴用水二盏，煎服。

麋茸丸《本事方》　治肾虚腰痛。

麋茸一两，鹿角亦可　菟丝子末一两　舶上茴香半两

上为末，用羊肾一对，酒煮烂，去膜研，和丸桐子大。如羊肾，少入酒糊佐之，每服三五十丸，温酒或盐汤下。

药碁子《本事方》　治腰腿痛气滞。

牵牛不拘多少，用新瓦入火煿得通红，便将牵牛顿在瓦上，自然半生半熟，不得拨动，取末一两，入细研硫黄一钱同研匀。分三分，每用白面一匙，水和捍开，切作碁子大，五更初以水一盏煮热，连汤温送下。如住即已，未住隔日再作。予尝有此疾，每发止一服痛止。

二神丸《本事方》　**左金丸**俱见通治

按：腰痛属虚者固多，而因风寒痰湿，气阻血凝者亦不少，一概蛮补，必成痼疾，不可不审。

腹　痛

《金　匮》

跗阳脉微弦，法当腹满，不满者必便难，两胠疼痛，此

虚寒从下上也,当以温药服之。病者腹满,按之不痛为虚,痛者为实,可下之。舌黄者,下之黄自去。腹满时减,复如故,此为寒,当与温药。夫中寒家喜欠,其人清涕出,发热色和者善嚏。中寒其人下痢,以里虚也,欲嚏不能,此人肚中寒。夫瘦人绕脐痛,必有风冷,谷气不行,而反下之,其气必冲,不冲者,心下则痞。

《伤寒论》

病人不大便五六日,绕脐痛烦躁,发作有时者,此有燥屎,故使不大便也。太阴之为病,腹满而吐,食不下,自利益甚,时腹自痛,若下之,必胸中结硬。伤寒五六日腹中痛,若转气下趋少腹者,此欲自利也。

腹　痛　方

厚朴七物汤《金匮》　病腹满,发热十日,脉浮而数,饮食如故,此汤主之。

厚朴半斤　甘草　大黄各三两　大枣十枚　枳实五枚　桂枝二两　生姜五两

上七味,以水一斗煮取四升,温服八合,日三服。呕者加半夏五合,下利去大黄,寒多者加生姜至半斤。

附子粳米汤《金匮》　腹中寒气,雷鸣切痛,胸胁逆满,呕吐,此汤主之。

附子一枚,炮　半夏半升　甘草一两　大枣十枚　粳米半升

上五味,以水八升煮米熟汤成,去滓,温服一升,日三服。

蒸脐法 亦可随病所在蒸之,外科寒症,亦能蒸散。

丁香　木香　半夏　南星　川乌　归身　肉桂　麝香　冰　乳香　大黄　硝　山甲　雄黄　蟾窠　白蔻

上为粗末,放面圈内,上用铜皮一片多钻细眼,用艾火炙铜皮上,每日十余火,满三百六十火病除。药味亦可因症加减,其药用烧酒、姜汁等拌湿。

厚朴三物汤《金匮》　痛而闭者,此汤主之。

厚朴八两　大黄四两　枳实五枚

上三味,以水一斗二升先煮二味,取五升内大黄,煮取三升,温服一服,以利为度。

大黄附子汤《金匮》　胁下偏痛发热,其脉紧弦,此寒也,以温药下之,宜此汤。

大黄三两　附子三枚,炮　细辛二两

以水五升煮取二升,分温三服。强人煮取二升半,分温三服,服后如人行四五里,进一服。

黄连汤见呕吐　**小建中汤**见虚劳　**桂枝加大黄汤**
大柴胡汤　**小柴胡汤**　**大承气汤**　**桂枝加芍药汤**　**理中汤**　**四逆汤**以上俱见伤寒　**苏合丸**见通治

脚气 附转筋

《千　金》

考诸经方往往有脚弱之论,古人少有此疾。脚气之名,《金匮》已载,但患者少耳。自永嘉南渡,衣缨士人多有遭者。嶺表江东有支法存、仰道人等,并留意经方,偏善斯术,晋朝仕望多获全济。又宋齐之间,释门深师述法存等诸家旧方为二十卷。其脚弱一方,近百余首。魏周之代,盖无此病,所以姚公集验,殊不慇懃;徐王撰录,未以为意。特以三方鼎峙,风教未一,霜露不均,寒暑不等,关西河北,不识此疾。自圣唐开辟,六合无外,南极之地,襟带是重,作镇于彼,不习水土往往皆遭。近来中国士大夫亦有患者,良由今代风气混同物类等所致耳。此病初得先从脚起,因即胫肿,时人号为脚气。深师云脚弱者,即其义也。问风毒中人,随处皆得作病,何偏着于脚? 答曰:人有五脏,心肺二脏经络所起,在手十指,余三脏经络所起,在足十趾。地之寒暑风湿,皆作蒸气,足常履之,所以风毒之中人,必先中脚,久而不瘥,遍及四肢腹背头项。经云:次传间传是也。凡脚气皆感风毒所致,治脚气必兼风,此乃要诀。多不令人即觉,会因他病一度始发,或奄然大闷,经两三日乃觉。庸医不识,作余病治,莫不尽毙,始起甚微,饮食如故,惟卒起脚屈弱,不能动为异耳。黄帝云:缓风湿痹是也。有脚未觉而头项臂膊已有所苦,诸处未知而心腹五内已有所困,或见食呕吐,憎闻食臭腹痛下痢,二便不通,心中冲悸,不欲见光,精神昏愦,迷忘错乱,壮热头痛,身体酷冷疼痛,转筋顽痹,缓纵百节挛急,小腹不仁等症,皆脚气状貌也。亦云风毒脚气之候,妇人亦尔,又有产后取凉,多中此毒,其热闷掣纵,惊悸心烦,呕吐气上,皆其候也。又但觉脐下冷痞,愊愊然不快,小便淋沥,即是其候。顽弱名缓风,疼痛为湿痹。热者治以冷药,冷者疗以热药,以意消息之。诸病皆然。心下急,气喘不停,自汗脉促,呕吐不止者死。凡脚气皆由气实而死,终无一人服药致虚而殂,故不得大补,亦不可大泻。凡治病大段相同。脚气其人黑瘦者易治,肥大肉厚赤白者难治。瘦人肉硬,肥人肉软也。外症亦同。脚气有肿者,有不肿者,其小腹顽痹不仁者,脚多不肿,小腹顽后,不过三五日,即令人呕吐,名脚气入心,如此者难治,以肾水克心火也。

初得脚弱,便速灸之,服竹沥汤,灸讫服八风散,无不瘥者。若但灸不服药,但服药不灸,后必更发。脚气当灸之穴,初灸风市,次伏兔,次犊鼻,次膝两眼,次三里,次上廉,次下廉,次绝骨。

《病　　源》

脚气疼不仁　由风湿毒气,与血气相搏故疼。邪在肤腠,则血气涩而皮肤厚,搔之如隔衣,故不仁。

脚气痹挛　风毒搏于经,风湿乘于血,故令痹挛也。

脚气心腹胀急　风湿毒气,从脚上入于内,与脏气相搏,结聚不散,故心腹胀急。

脚气肿满　由风湿毒气搏于肾经,则肾气不能宣通水液,使传于小肠,反渍于皮肤,故肿满也。

脚气惊悸　由温湿挟风毒,,初客肤腠,后经腑脏,与神气相搏,则心惊悸也。

《灵　　枢》

脚气转筋　《灵枢·四时气篇》:转筋于阳,治其阳;转筋于阴,治其阴。《本输篇》转筋者,立而取之,可令遂已。

脚 气 方

矾石汤《金匮》 治脚气冲心。

矾石二两,以浆水一斗五升,煎浸脚良。

第一竹沥汤《千金》 治两脚痹弱或转筋。皮肉不仁,腹胀起如肿,按之不陷,心中恶不欲食,或患冷方。

竹沥五升 甘草 秦艽 葛根 黄芩 麻黄 防己 细辛 桂心 干姜各一两 防风 升麻各一两半 茯苓二两 附子二枚 杏仁五十枚

上十五味,以水七升,合竹沥煮取三升,分三服,取汗。此脚气主方,多治风之药。

乌麻酒《千金》 治风虚气满,脚疼痹挛,弱不能行。

乌麻五升,微熬捣,酒渍一宿,随所能饮之,尽更作。

茱萸木瓜汤 治脚气冲心,闷乱不识人,手足脉欲绝。

吴茱萸半两 木瓜一两 槟榔二两 生姜五片 水煎服。

苏子粥《养老书》 治老人脚气毒闷,身体不仁,行履不能。

紫苏子五合,熬,研细以水搅取汁 粳米四合,净洗淘

上煮作粥,临熟下苏汁调之,空心食之,日一服,亦温中。

杉木汤《本事方》 唐柳柳州云:元和十二年二月得脚气,夜半痞绝,胁有块大如石,且死困塞不知人三日,荥阳郑洵美杉木汤服半日,食顷大小便三次,气通块散。

用杉木节一大升,橘叶一升,无叶以皮代之,大腹槟

榔七个,合子碎之。童子小便三大升共煮一升半,分二服,若一服得快利,停后服。

槟榔散《活人书》 治脚肿。

橘叶一大握 沙木一握 小便一盏 酒半盏,同以上药煎

上煎数沸,调槟榔末二钱,食后服。即前方变法。

木瓜散《活人书》 治脚气。

大腹皮一枚 紫苏一分 干木瓜一分 甘草一分,炙 木香一分 羌活一分

上细剉为散,分作三服,每用白水一盏,煎至半盏,去滓通口服。

鸡屎白散《金匮》 转筋之为病,其人臂脚直,脉上下行微弦,转筋入腹者。

鸡屎白一味为散,取方寸匕,以水六合和温服。

疗转筋方《外台》

以盐一升,水一升半作汤洗溃良。

延效疗转筋《外台》 并治浑身转筋。

暖水稍热于浴斛中,坐浸须臾便差。如汤沃雪。

转筋灸法《外台》

转筋在两臂若胸胁者,灸手掌白肉际七壮。在十指者,灸手踝骨上七壮。在胫骨者,灸膝下廉筋上三壮。又法,灸涌泉七壮,亦可灸大都七壮。穴在足大蹈指本节内侧白肉际。腹肠转筋者,灸脐上一寸十四壮。

乌头汤见风痹 **麻豆汤**见水肿 **大活络丹** **崔氏八味丸**即肾气丸,俱见通治

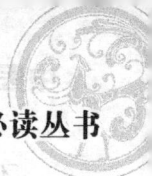

兰台轨范 卷七

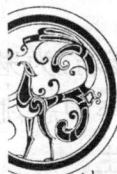

清·吴江徐灵胎洄溪 著
男 爔鼎和 校

疫疠鬼疰

《素问》

《遗篇·刺法论》：黄帝曰：余闻五疫之至，皆相染易，无问大小，病状相似，不施救疗，如何可得不相移易者？岐伯曰：不相染者，正气存内，邪不可干，避其毒气，天牝从来。天牝，《内经》注云：鼻也，空虚能受天地之气，故曰天牝。欲其来往出入。复得其性，气出于脑，即不邪干；气出于脑，即先想心。如日欲将入于疫室，先想青气自肝而出，左行于东，化作林木；次想白气，自肺而出，右行于西，化作戈甲；次想赤气，自心而出，南行于上，化作焰明；次想黑气，自肾而出，北行于下，化作水；次想黄气，自脾而出，存于中央，化作土。五气护身已毕，以想头上如北斗之煌煌，然后可入于疫室。又一法，于春分之日，日未出而吐之。又一法，于雨水日后三浴以药泄汗。

《病源》

一岁之内，节气不和，寒暑乖候，或有暴风疾雨，雾露不散,则民多疾疫,无长少卒皆相似,如有鬼疠,故云疫厉。

中恶 精神衰弱,为鬼神之气卒中之,卒然心腹刺痛,闷乱欲死。凡卒中恶,腹大而满者,诊其脉紧大而浮者死,紧细而浮者生。

又中恶吐血数升,脉沉数细者死,浮焱如疾者生。脉大段如此,亦不可泥,卒然吐血多者,多系中恶,莫作吐血治。

尸厥 阴阳逆也,其状如死,犹微有息而不恒,脉尚动而形无知也。脉沉大而滑,身温而汗,此为入腑,气复自愈。若唇青身冷,此为入脏即死。

鬼击 谓鬼疠之气击著于人也。得之无渐,如人以刀矛持刺状,胸胁腹内绞急切痛,不可抑按,或吐血,或鼻中出血,或下血,一名为鬼排,重者死。

卒魇 魂魄外游,为他邪所执,欲还未得,忌火照之。照则神魂遂不复人,乃死。若在灯光前魇者,是本由明出,不忌火。

三尸诸虫 其虫与人俱生,而此虫忌血,能与鬼灵相通,常接引外邪,为人患害。其发作之状,或沉沉默默,不知所苦,而无处不恶,或腹痛胀急,或硬块涌起,或挛引腰脊,或精神杂错,变状多端。其病大同小异,但以一方治之者,故名诸尸也。

尸注 是五尸内之尸注,而挟外鬼邪之气,流注身体,令人无处不恶。每节气改变,辄至大恶,积月累年,渐就顿滞,以至于死。死后复易旁人,乃至灭门,以其尸病注易旁人,故谓尸注。

丧尸 人有年命衰弱,至于丧死之处,心意有所畏恶。其身内尸虫,性既忌恶,便接引外邪,共为疹病。其发亦心腹刺痛,胀满气急。但逢丧处,其病则发,故谓之丧尸。

尸气　人有触值死尸或临尸,其尸气入腹内,与尸虫相接成病。其发亦心腹刺痛,胀满气急,但闻尸气则发,故谓之尸气。

诸注　谓邪气居处人身内,故名为注。又注易旁人也。有三十六种、九十九种,而方皆不显其名。所载有风鬼、转注、生死、邪气、寒热、冷蛊、毒恶、注杵、遁走、温丧、哭殃、食水、骨血、温痹、劳、微、泄、石、产、土、饮,以上诸注,皆正气虚而邪气传绵也。与诸尸病相近。

又有九种注　一曰风注,二曰寒注,三曰气注,四曰生注,五曰凉注,六曰酒注,七曰食注,八曰水注,九曰尸注。

疫疠方

小金丹方《素问》

辰砂二两　水磨雄黄一两　叶子雌黄一两　紫金半两,愚按:以金箔同药研之可为细末

同入合中外固,了地一尺,筑地实,不用炉,不须药制,用火二十斤煅之也,七日终。常令火不绝。候冷七日取,次日出合子,合子即磁罐之属。取出,顺日研之。顺日研之,谓左旋也。三日,炼白砂蜜为丸如梧子大,每日望东吸日华气一口,冰水下一丸,和气咽之。服十粒,无疫干也。

还魂汤《金匮》　救卒死,客忤死。

麻黄三两,去节。一方四两　杏仁去皮尖,七十个　甘草一两炙,《千金》用桂心二两

上三味,水八升煮取三升,去渣,分令咽之。通治诸感忤。《千金方》云:此方主卒忤鬼击飞尸,诸奄忽气绝复觉,或已无脉,口噤拗不开,去齿下汤。入口不下者,分病人发,左右足踏肩引之,药下,复增取一升,须臾立苏。

又方

韭根一把　乌梅二七个　吴茱萸半升,炒

上三味,以水一斗煮之,以病人栉内中三沸。栉浮者生,沉者死,煮取三升,去滓,分饮之。

外台走马汤《金匮》附方　治中恶心痛腹胀,大便不通,并通治飞尸鬼击。

巴豆二枚,去皮心熬　杏仁二枚

上二味,以绵缠捶令碎,热汤二合,捻取自然汁饮之,当下。老小量之。

雄黄粉《千金翼》　治卒中鬼击及刀兵所伤,血漏腹中不出,烦满欲绝,雄黄一味为粉,以酒服一刀圭,日三,血化为水。

治瘟方《外台》　瘟疫转相染着,至灭门,延及外人,无收视者。

赤小豆　鬼箭羽　鬼臼　雄黄研　丹砂各二两

上五味捣末,蜜丸如小豆大,服一丸,可与病人同床。

辟瘟杀鬼丸《外台》

虎头骨五两,炙　朱砂一两半,研　鬼臼一两　雄黄一两半,研　皂荚一两,炙　雌黄一两半,研

上七味捣筛,以蜡蜜和弹丸大,绛囊盛,系臂,男左女

右,家中置屋四角,月朔望夜半,中庭烧一丸。忌生血物。

八毒赤丸《宝鉴》 治鬼疰病。

雄黄 矾石 朱砂 附子炮 藜芦 丹皮 巴豆各
一两 蜈蚣一条

上为末,蜜丸小豆大,每服五七丸,冷水送下,无时。
矾石或作礜石。

紫金锭 苏合丸二方俱见通治

诸疸附黄汗

《素　问》

《平人气象论》:溺黄赤,安卧者黄疸。已食如饥者胃
疸,目黄者曰黄疸。

《金　匮》

趺阳脉紧而数,数则为热,热则消谷,紧则为寒,食即
为满。脉紧而数则有热兼有寒,故用药亦当寒热兼顾。古方可
考也。尺脉浮为伤肾,趺阳紧为伤脾。风寒相搏,食谷即
眩,谷气不消,胃中苦浊,浊气下流,小便不通,阴被其寒,
热流膀胱,身体尽黄,名曰谷疸。额上黑,微汗出,手足中
热,薄暮即发,膀胱急,小便自利,名曰女劳疸。腹如水状
不治,心中懊恼而热,不能食,时欲吐,名曰酒疸。夫病酒
黄疸,必小便不利,其候心中热,足下热,是其证也。酒疸
心中热,欲吐者吐之愈。酒疸下之,久久为黑疸,目青面
黑,心中如啖蒜虀状。大便正黑,皮肤爪之不仁,脉浮弱,

虽黑微黄，故知之。黄家从湿得之，一身尽发热，面黄肚热，热在里，当下之。黄疸之病，当以十八日为期，治之十日以上差，反剧为难治。疸而渴者，其疸难治，疸而不渴者，其疸可治。发于阴部，其人必呕，阳部其人振寒而发热也。黄汗之病，两胫自冷，假令发热，此属历节，食已汗出，又身常暮卧盗汗出者，此荣气也。若汗出已，反发热者，久久其身必甲错，发热不止者，必生恶疮。若身重汗出已辄轻者，久久必身瞤，瞤即胸中痛，又从腰以下必汗出，下无汗腰髋弛痛，如有物在皮中状，剧者不能食，身疼痛烦躁，小便不利，此为黄汗。

《病　　源》

黄病　黄病者，一身尽疼，发热，面色洞黄，七八日后壮热，口里有血，当下之，法如豚肝状，其人少腹内急。若其人眼睛涩疼，鼻骨疼，两膊及项强腰背急，即是患黄，多大便涩，但令得小便快，即不虑死，不用大便多，多即心腹胀不存，此由寒湿在表，则热蓄于脾胃，腠理不开，瘀热与宿谷相搏，烦郁不消，则大小便不通，故身体面目皆变黄也。利小便为治黄总诀。

急黄　脾黄有热，谷气郁蒸，因为热毒所加，故猝然发黄，心满气喘，命在顷刻，故云急黄也。

劳黄　脾脏中风，风与瘀热相搏，故令身体发黄。额上黑。微汗出，手足中热，薄暮发，膀胱急，四肢烦，小便自利，名为劳黄。

脑黄　热邪在骨髓，脑为髓海，故热气从骨髓流于脑，则身体发黄，头痛眉疼。

阴黄　阳气伏阴气盛,热毒加之,故但身面色黄,头痛而不发热,名为阴黄。

癖黄　气水饮停滞,结聚成癖。因热气相搏,则郁蒸不散,故胁下满痛而身发黄,名为癖黄。

噤黄　心脾有瘀热,心主于舌。脾之络脉出于舌下,若身面发黄,舌下大脉起,青黑色,舌噤不能语,名为噤黄。

五色黄　凡人著五种黄,其人冥漠不知东西者,看其左手脉,名手肝脉,两筋中,其脉如有如无,又看近手屈肘前臂上,当有三歧脉,中央者名为手肝脉,两厢者名歧脉,看时若肝脉全无,两厢坏,其人九死一生。若中央脉近掌三指道,有如不绝,其人必不死。

酒疸　虚劳之人,饮酒多进谷少,则胃内生热。因大醉当风入水,则身目发黄,心中懊痛,足胫满,小便黄,面发赤斑。

谷疸　谷疸之状,食毕头眩,心忪怫郁不安而发黄,由失肌大食,胃气冲熏所致。

女劳疸　其状身目皆黄,发热恶寒,小腹满急,小便难,由大劳大热而交接,即入水所致也。

黑疸　黑疸之状小腹满,身体尽黄,额上反黑,足下热,大便黑是也。诸疸久久多变为黑疸。

黄汗之为病,身体洪肿,发热汗出不渴,状如风水,汗染衣正黄,如蘖汁,其脉自沉,此由脾胃有热,汗出而如水中浴,若水入汗孔中,得成黄汗也。

诸　疸　方

茵陈蒿汤《金匮》　谷疸之为病,寒热不食,食即头眩,心胸不安,久久发黄,为谷疸,此汤主之。

茵陈蒿六两　栀子十四枚　大黄二两

上三味,以水一斗先煮茵陈减六升内二味,煮取三升,去滓,分温三服,小便当利,尿如皂角汁状,色正赤,一宿腹减,黄从小便去也。

硝石矾石散《金匮》　黄家日晡所发热,而反恶寒,此为女劳得之。膀胱急,少腹满,身尽黄,额上黑,足下热,因作黑疸。其腹胀如水状,大便必黑时溏,此女劳之病,非水也,腹满者难治,此方主之。

硝石　矾石烧,等分

上二味为散,以大麦粥汁和服方寸匕,日三服。病随大小便去,小便正黄,大便正黑是候也。

栀子大黄汤《金匮》　酒黄疸,心中懊𢙓或热痛,此方主之。

栀子十四枚　大黄一两　枳实五枚　豉一升

上四味,以水六升煮取二升,分温三服。

桂枝加黄芪汤《金匮》　诸病黄家,但利其小便,假令脉浮,当以汗解之,此方主之。亦主治黄汗。

桂枝　芍药　甘草各二两　生姜三两　大枣十二枚
黄芪二两

上六味,以水八升煮取三升,温服一升,须臾饮热稀粥一升余,以助药力。温复取微汗,不汗更服。

猪膏发煎《金匮》　诸黄主之。

猪膏半升　乱发如鸡子大三枚

上二味和膏中煎之,发消药成,分再服,病从小便出。

茵陈五苓散《金匮》　黄疸主之。

茵陈蒿末一钱　五苓散五分

上二味和,先食饮方寸匕,日三服。此利小便之法。

大黄硝石汤《金匮》　黄疸腹满,小便不利而赤,自汗出,此为表和里实,当下之。

大黄　黄柏　硝石各四两　栀子十五枚

上四味,以水六升煮取二升,去渣,内消更煮,取一升顿服。黄疸变腹满者最多,此方乃下法也。

麻黄醇酒汤《千金》　治黄疸。

麻黄三两,以美清酒五升煮取二升半,顿服尽,冬月用酒,春月用水。

黄疸方《千金翼》　治身目皆黄,皮肉曲尘出。

茵陈一把　栀子二十四枚　石膏一斤

以水五升煮二升,取一升半,去渣,以猛火烧石膏令赤,投汤中,沸定服一升,复取汗,周身以粉粉之,不汗更服。烧石膏之义甚精妙。

赤苓散《千金翼》　主黑疸,身、皮、大便皆黑。

赤小豆三十枚　茯苓六铢,切　雄黄一铢　瓜丁四铢
女萎六铢　甘草二铢,炙

以水三升煮豆、茯苓,取八合,捣四味为散,和半钱服之。须臾当吐,吐则愈。亦主一切黄。

寒水石散《千金翼》　主肉疸,饮少小便多,白如泔色,此病得之从酒。

寒水石　白石脂　瓜蒌各五分　知母　菟丝子　桂心各三分

捣筛为散,麦粥服五分匕,日三服,五日知,十日差。此方不常用,聊备一格。

女劳疸《千金翼》 治黄疸之为病，日晡所发热恶寒，少腹急，体黄额黑，大便黑溏泻，足下热，此为女劳也。腹满者难疗。

滑石研 石膏研，各五两 为散，麦粥汁服方寸匕，日三。小便极利差。

牛胆煎《千金翼》 酒疸身黄曲尘出，此主之。

牛胆一枚 大黄八两 芫花一升，熬 荛花半斤，熬

上三味，以酒一升，切三味渍之一宿，煮减半，去渣，内牛胆，微火煎令可丸，丸如豆大，服一服，日移六七尺。不知，更服一丸，膈上吐，膈下利，或不吐利而愈。

急救三十种黄方《外台》

用鸡子一颗，并壳烧灰研，醋一合又温之，总和顿服。身体眼暗极黄者，不过三颗，鼻中虫出神效。

疗黄疸方《外台》

取生小麦苗捣绞取汁，饮六七合，昼夜三四饮，三四日便愈。无小麦苗，矿麦苗亦得。

近效瓜蒂散《外台》 疗黄疸。

瓜蒂二七枚 赤小豆七枚 生秫米二七枚 丁香二七枚

上四味捣筛，重者取如大豆二枚，各着一枚鼻孔中，痛缩鼻，须臾鼻中沥清黄水，或从口中出升余则愈。病轻者小豆大则可，不愈，间日复频用效。或使人以竹筒极力吹鼻中，无不死者。嗅鼻出黄水，唐以前即有此法，或用束腰葫芦内白膜研细，加麝少许吹鼻，亦能出水。

麻黄连轺赤小豆汤《伤寒论》 治伤寒瘀热在里，身必发黄，此主之。

麻黄二两,去节　连轺二两　赤小豆一升　杏仁四十粒　甘草二两　生梓白皮一升　生姜二两　大枣十二枚

上以潦一斗,先煮麻黄去沫,内诸药,煮取三升,分温三服。此方治伤寒余邪未尽之黄,与诸症微别。

黄芪芍药桂枝苦酒汤《金匮》　黄汗之为病,身体肿发热,汗出而渴,状如风水,汗沾衣色正黄,如檗汁,脉自沉,以汗出入水中浴,水从汗孔入得之,此汤主之。

黄芪五两　芍药三两　桂枝三两

上三味,以苦酒一升,水七升相和,煮取三升,温服一升,当心烦,服至六七日乃解。若心烦不止者,以苦酒阻故也。一方以美生醯代苦酒,此病在表不在里。此《金匮》等书,治疸病之方最多,然用之或效或不效,非若他症之每发必中者何也?盖疸之重者,有囊在腹中,包裹黄水,药不能入,非决破其囊,或提其黄水出净,必不除根,此等病当求屡试屡验和平轻淡之单方治之。专恃古方,竟有全然不应者。

小建中汤见通治　**瓜蒂汤**方见暍门

情 志 卧 梦

《灵》《素》

《灵·大惑论》:五脏六腑之精气,皆上注于目,而为之精。精之窠为眼;骨之精为瞳子;筋之精为黑眼;血之精为络其窠;气之精为白眼;肌肉之精为约束。裹撷筋骨血气之精,而与脉并,为系上属于脑,后出于项中。故邪中于项,因逢其身之虚,其入深,则随眼系以入于脑,则脑

转,脑转则引目系急。目系急,则目眩以转矣。邪同其精,其精所中,不相比也,则精散,精散则视歧,视歧见两物。目者五脏六腑之精也,营卫魂魄之所常营,神气之所生也。故神劳则魂魄散,志意乱,是故瞳子黑眼法于阴,白眼赤脉法于阳也,故阴阳合传而精明也。目者心使也,心者神之舍也,故精神乱而不转,卒然见非常处,精神魂魄散不相得,故曰惑也。

《素·举痛论》:帝曰:余知百病生于气也,怒则气上,喜则气缓,悲则气消,恐则气下,寒则气收,炅则气泄,惊则气乱,劳则气耗,思则气结。《阴阳气象大论》:东方生风,在声为呼,在变动为握,在志为怒。怒伤肝,悲胜怒。所胜即五行生克之理。南方生热,在声为笑,在变动为忧,在志为喜。喜伤心,恐胜喜。中央生湿,在声为歌,在变动为哕,在志为思,思伤脾,怒胜思。西方生燥,在声为哭,在变动为咳,在志为忧。忧伤肺,喜胜忧。北方生寒,在声为呻,在变动为栗,在志为恐。恐伤肾,思胜恐。《调经论》:神有余则笑不休,神不足则悲,血有余则怒,不足则恐。血并于阴,气并于阳,故为惊狂。血并于阳,气并于阴,乃为炅中。血并于上,气并于下,心烦惋善怒。血并于下,气并于上,乱而善忘。以上情志。

不卧多卧 《灵·邪客篇》:黄帝问于伯高曰:夫邪气之客人也,或令人目不瞑,不卧出者,何气使然?伯高曰:五谷入于胃也,其糟粕津液宗气,分为三队,故宗气积于胸中,出于喉咙,以贯心脉,而行呼吸焉。营气者泌其津液,注之于脉,化以为血,以荣四末,内注五脏六腑,以应刻数焉。卫气者出其悍气之慓疾。而先行于四末分肉皮肤之间，而不休者也。昼日行于阳，夜行于阴，常从足少阴之分间行于五脏六腑。今厥气客于五脏六腑，则卫气独卫其外，行于阳不得入于阴，行于阳则阳气盛，阳气盛则阳蹻陷。不得入于阴，阴虚故目不瞑。黄帝曰：善。治之奈何？伯高曰：补其不足，泻其有余，调其虚实，以通其道，而去其邪。饮以半夏汤一剂，阴阳已通，其卧立至。《大惑论》：黄帝曰：人之多卧者，何气使然？岐伯曰：此人肠胃大而皮肤湿，而分肉不解焉。善食人多善卧，往往如此。黄帝曰：卒然多卧者，何气使然？岐伯曰：邪气留于上焦，上焦闭而不通。已食若饮汤，卫气留久于阴而不行，故卒然多卧焉。

不夜瞑不昼瞑 《灵·营卫生会篇》：黄帝曰：老人之不夜瞑者，何气使然？少壮之人，不昼瞑者，何气使然？岐伯答曰：壮者之气血盛，其肌肉滑，气道通，营卫之行，不失其常，故昼精而夜瞑。老者之气血衰，其肌肉枯，气道涩，五脏之气相搏，其荣气衰少，而卫气内伐，故昼不精夜不瞑。《寒热病篇》：阳气盛则瞋目，阴气盛则瞑目。

不得卧 《素·逆调论》：不得卧而息有音者，是阳明之逆也。足三阳者下行，今逆而上行，故息有音也。阳明者，胃脉也，胃者六腑之海，其气亦下行。阳明逆不得从其道，故不得卧也。下经曰：胃不和则卧不安，此之谓也。夫起居如故，而息有音者，此肺之络脉逆也。络脉不得随经上下，故留经而不行，络脉之病人也微，故起居如故，而息有音也。夫不得卧，卧则喘者，是水气之客也。夫水者，循津液而流也，肾者水脏，主津液，主卧与喘也。以上卧。按：风邪入于阴经，亦多卧。

《灵·淫邪发梦篇》：阴气盛则梦涉大水而恐惧，阳盛则梦大火燔灼，阴阳俱盛则梦相杀。上盛则梦飞，下盛则梦堕，甚饥则梦取，甚饱则梦予。肝气盛则梦怒，肺气盛则梦恐惧哭泣飞扬，心气盛则梦喜笑恐畏，脾气盛则梦歌乐，身体重不举，肾气盛则梦腰脊两解不属。

《素·脉要精微论》：短虫多则梦聚众，长虫多则梦相击毁伤。以上梦。

情志卧梦方

半夏秫米汤《灵枢》　以流水千里以外者八升，扬之万遍，取其清五升煮之，炊以苇薪火，沸置秫米一升，治半夏五合，徐炊令竭，为一升半，去其滓，饮汁一小杯，日三。稍增以知为度。故其病新发者，复杯则卧，汗出则已矣。久者三饮而已矣。汉时一斗仅今二升，余亲见古铜量一枚，较准如此。

半夏麻黄丸《金匮》　心下悸者此主之。

半夏　麻黄等分

上二味末之，炼蜜丸小豆大，饮服三丸，日三。此治饮在心下者。

桂枝救逆汤《金匮》　火邪者主之。

桂枝三两，去皮　甘草二两，炙　生姜三两　牡蛎五两，熬　龙骨四两　蜀漆三两，洗去腥　大枣十二枚

上七味末之，以水一斗二升，先煮蜀漆减二升，内诸药，煮取三升，去滓温服。

黄连阿胶汤《伤寒论》　治少阴病，心中烦，不得卧。

黄连四两　黄芩一两　芍药二两　阿胶三两　鸡子黄二枚

上五味，以水六升先煮三物取二升，去滓，内阿胶烊尽，少冷，内鸡子黄搅和，温服七合。此治肾气冲心之不得卧，故清心火以纳肾气。

酸枣仁汤《金匮》 治虚劳，虚烦不得眠。

酸枣仁二升 甘草一两 知母 茯苓 川芎各二两

上五味，以水八升先煮枣仁取六升，内诸药，煮取三升，分温三服。同一心烦不眠，而用药炯别，何医者之多不审也。此方《外台》有加干姜者，亦可采取。

温胆汤《千金》 治大病后虚烦不得眠，此胆寒故也，宜服。

半夏 竹茹 枳实各二两 橘皮三两 生姜四两
甘草一两

上六味㕮咀，以水八升煮取二升，分三服。又一不眠之症，方中一味生姜，已足散胆中之寒。庸医则必以热药温胆，须知胆为清虚之腑，无用热补之理也。

治多忘《千金》

菖蒲二分 茯苓 茯神 人参各五分 远志七分

上五味，治下筛，酒服方寸匕，日二夜一，五日后知。神良。

枕中方《千金》 治好忘。

龟甲炙 龙骨 远志去心 菖蒲等分

上五味，治下筛，酒服方寸匕，日三。常服令人大聪。

镇心省睡益智方《千金翼》

远志五十两，去心 益智子 菖蒲各八两

上三味为末，以淳糯米酒服方寸匕，一百日有效。秘不令人知。

疗虚烦不可攻方《外台》

青竹茹二升，以水四升煮取三升，去滓分温五服。

栀子豉汤见《伤寒》　**补心丸**　**天王补心丹**《道藏》

镇心丸以上三方俱见通治

五窍病 耳、目、鼻、口、齿

《灵　枢》

《灵·脉度篇》：五脏不和则七窍不通。

耳

《灵》《素》

《灵·厥气篇》：精脱者耳聋。液脱者耳数鸣。

《素·缪刺论》：邪客于手阳明之络，令人耳聋，时不闻音，次手大指、次指爪甲上，去端如韭叶许，各一痏，立闻。不已刺中指爪甲上与肉交者，立闻。其不时闻者，不可刺也。此乃邪气入络，卒然所得之症，故可刺。耳聋刺手阳明，不已，刺其通脉出耳前者。

《病　源》

耳聤聍耳　津液为风热所乘，结聊成丸塞耳。

耳　方

补肾治五聋方《千金翼》　治劳聋、气聋、风聋、虚聋、毒聋,如此久聋,耳中作声。

草麻仁五分 杏仁去皮尖 桃仁去皮尖 蜡八分 菖蒲 磁石各一两 巴豆仁一分,去皮心熬 石盐三分 附子泡 通草各半两 熏陆香一分 松脂二两半

上十二味,先捣诸草石等令细,别捣诸仁如脂,加松脂及蜡合捣数千杵,可丸乃止。取如枣核大,绵裹塞耳。一日四五度出之。转捻不过三四度,日一易之。

苁蓉丸《济生》 治肾虚耳聋,或风虚入于经络,耳内虚鸣。

肉苁蓉 山萸肉 石龙芮一名胡椒菜 石菖蒲 菟丝子 羌活 鹿茸 石斛 磁石 附子各一两 全蝎七个,去毒 麝香半字旋入

上为末,炼蜜丸梧子大,每服百丸,空心酒下,或盐汤下。

麝香佛手散《奇效》 治五般耳出血水者。

麝香少许 人牙煅过存性出火毒,以人牙换石首鱼齿亦良

上为细末,每用少许,吹耳内即干。及治小儿痘疮出现靥者,酒调一字服之,即出。

磁石猪肾羹《养老书》 治老人久患耳聋,养肾脏,强骨气。

磁石一斤,杵碎,水淘去赤汁,绵裹 猪肾一对,去脂膜,细切

上以水五升煮磁石取二升,去磁石,投肾调和,以葱、豉、姜、椒作羹,空腹食之,作粥及入酒并得。

通耳法《济生》

磁石用紧者,如豆大一块　穿山甲烧存性,为末一字

上用新绵纸裹了塞耳,口中衔少许铁,觉耳内如风雨即愈。一方用斑蝥一个,巴豆一粒研细,绵裹塞耳,痛取出。按:此症如有火者,服清火药。肾虚者,服补肾药。随症施治,无定方也。

目

《灵》《素》

《灵·论疾诊尺篇》:诊目痛,赤脉从上下者太阳病,从下上者阳明病,从外走者少阳病。《决气篇》:气脱者目不明。《素·解精微论》:夫风之中目也,阳气内守于精,是火气燔目,故见风则泣下也。

目　方

七宝散《千金翼》　主目翳经年不愈方。

琥珀　珠子　珊瑚　决明子　紫贝　石胆　马珂各一分　朱砂二分　蕤仁五钱

上为细末,傅目中如小豆大,日三大良。

去翳方《千金翼》

贝子十枚,烧炭　为末,取如胡豆着翳上,日再,正仰卧,令人傅之。如炊一石米久,乃拭之。有息肉者,加珍珠与贝子等分,研如粉。

补肝丸《千金翼》　主明目。

地肤子　蓝子　蒺藜子　车前子　瓜子　菟丝子　茺蔚子各二两　黄连一两半　青葙子一合　大黄二两　决

明子　细辛　萤火虫各五合　桂心五分

上十四味捣筛，炼蜜和丸，如桐子大，饮服下十五丸，可加至二十丸。慎生冷油蒜等物。眼暗神方也。

磁朱丸《倪维德原机启微集》　治神水宽大渐散，昏如雾露中行，渐睹空中有黑花，睹物成二体。及内障神水淡绿色淡白色，及治耳鸣及聋。

磁石二两　辰砂一两　神曲三两，生

上三味，更以神曲一两，水和作饼煮浮，入前药，炼蜜丸，每服十丸。加至三十丸，空心米汤下。

石斛夜光丸　治神水宽大渐散，昏如雾露，空中有黑花，睹物成二，神水淡绿淡白色者。

天门冬二两　菟丝子七钱　人参　茯苓各二两　甘菊　山药　枸杞　石斛　杏仁各七钱　草决明八钱　麦冬　熟地　生地各一两　肉苁蓉　青葙子　羚羊角镑　蒺藜　川芎　甘草炙　黄连　防风　枳壳　乌犀镑，各五钱　牛膝七钱半

上二十四味，为细末，炼蜜丸如桐子大，每服三十五丸，温酒盐汤送下。眼科药不外此诸味。

羚羊角散《局方》　治风热毒上冲眼目，暴发赤肿，或生疮疼痛，隐涩羞明。

羚羊角镑　车前子　甘草　黄芩　川升麻各二两　决明子二十四枚　龙胆草去芦　山栀仁各五两

上为细末，每服一钱，食后温熟水调下，日进三服。小儿可服五分。

蝉花散《局方》　治肝经蕴热，风毒上攻眼目，翳膜遮睛，赤肿疼痛昏暗，视物不明，隐涩难开，多生眵泪，内外

障眼。

草决明炒　甘菊花　川芎不见火　蝉退洗去土　山栀子　谷精草　防风不见火　黄芩去土　蔓荆子　木贼草　羌活不见火　荆芥　密蒙花　白蒺藜炒去刺　甘草各等分

上为末，每服二钱，用茶清调服，或用荆芥汤。入茶少许调服亦得。食后及临卧时服。此去翳通治方。

洗眼药《养老书》

胆矾一两，煅令白，去火毒用　滑石一两，研　秦皮半两　腻粉二钱

上四味，每用一字，汤泡候温，闭目洗两眦头，以冷为度。胆矾入目极痛，煅用颇宜。

按：五窍之病惟目病最多，所以另有专科。此集略述内治数方，以备捡取。至于全体治法，则当广求眼科诸书而探讨之。风火时眼煎方，即于丸散中择对症之药酌用可也。

鼻

《灵》《素》

《灵·忧恚无言篇》：人之鼻洞涕出不收者，颃颡不开，分气失也。

《素·五脏别篇》：五气入鼻，藏于心肺，心肺有病，而鼻为之不利也。

辛頞鼻渊　《素·气厥论》胆移热于脑，则辛頞鼻渊。鼻渊者浊涕下不止也，传为衄蔑瞑目。蔑血汗也。故得之气厥也。

鼻　方

通草散《千金翼》　治鼻中息肉。

通草半两　矾石一两,烧　真珠一铢

上三味下筛,捻棉如枣核,取药如小豆,着棉头,内鼻中,日三次。真珠能去一切息肉。

瓜鼻方《千金翼》　治鼻中息肉不得息。

矾石烧　藜芦各半两　瓜蒂二七枚　附子半两,泡

上四味,各捣下筛合和,以竹管取药,如小豆大,内孔中吹之,以绵絮塞鼻中,日再,以愈为度。吹不如吸。

消鼻痔方

苦丁香　甘遂各二钱　青黛　草乌尖　枯矾各二分半

上为细末,麻油搜令硬,不可烂,旋丸如鼻孔大小,用药纳鼻内,令至痔肉上,每日一次。

凌霄花散百一选方　治酒齄鼻。

凌霄花　山栀等分

上为末,每服二钱,食后茶汤调下。

苍耳散　治鼻流涕不止,名曰鼻渊。

辛夷仁半两　苍耳子炒,二钱半　杏白芷一两　薄荷五分

上为末,每服二钱,用葱茶汤食后调服。

治鼻渊方《本事方》

山栀子不拘多少,烧存性　末之,搐入鼻中立愈。

又方

藿香为末,用猪胆汁或牛胆汁丸,每服一钱。

按：鼻病惟鼻渊最重，当博求效方。不得徒恃外治法也。

又方

丝瓜连根处藤，炙为末，酒服。此治鼻中有虫者。

鼻中息肉

硇砂　雄黄　巴豆炭　制信　提硝　珠　冰片　硼砂　苦丁香

以上俱可选用，耳痔及诸息肉皆同。

口　齿

《灵》《素》

口苦　《灵·邪气脏腑病形论》：胆病者善太息，口苦呕宿汁，心下澹澹，恐人将捕之，嗌中吤吤然数唾。

齿痛　《灵·杂病篇》：齿痛不恶清饮，取足阳明。恶清饮，取手阳明。

重舌　《灵·终始篇》：重舌刺舌柱以铍针也。

瘖　《灵·忧恚无言篇》：人卒然无音者，寒气客于厌，则厌不能发，发不能下，至其开合不致，故无音。肝脉鹜暴，有所惊骇，脉不至，若瘖不治自己。惊骇而瘖者，与有娠之瘖，皆不必治。

口糜　《素·气厥论》：膀胱移热于小肠，鬲肠不便，上为口糜。

齿寒　《素·缪刺论》：邪客于足阳明之经，令人鼽衄，上齿寒。

《病　源》

齘齿者　睡眠而齿相磨切也。此由血气虚，风邪客于牙车筋脉之间，故因睡眠气息喘，而邪动引其筋脉，故上下齿相磨切有声，谓之齘齿。

滞颐　脾冷不能收摄涎唾，渍于颐也。

口　齿　方

口甘方《素问》　有病口甘者，此五气之溢也，名曰脾瘅。夫五味入口藏于胃，脾为之行其精气，津液在脾，故令口甘也。此肥美之所发也。此人必数食甘美而多肥者也。肥者令人内热，甘者令人中满，故其气上溢，转为消渴，治之以兰，除陈气也。兰草性味甘寒，能利水道，辟不祥，除胸中痰癖。其气清香，能生津止渴，润肌肉，故可除陈积蓄热之气。

口苦方《素问》　有病口苦者，病名胆瘅。夫肝者中之将也，取决于胆，咽为之使，此人者数谋虑不决，故胆虚气上溢，而口为之苦，治之以胆募俞。数谋虑不决，肝胆俱劳，劳则必虚，虚则气不固，故胆气上溢而口苦。胆募在肋，本经之日月也。胆俞在背，足太阳之穴也。经又云：口苦取阳陵泉，亦胆经之穴，在委中之外廉。

疗口疮《千金》　治口疮久不差，入胸中，并生疮三年已上不瘥者。浓蔷薇根汁含之，又稍稍咽之，日三夜一。冬用根，夏用茎叶。冬青叶汤亦可漱。

推颊车法《千金》　治失欠颊车蹉，开张不合。

一人以手指牵其颐以渐推之，则复入矣。推当疾出其指,恐误啮伤人指也。外涂南星末。

口气鼻秽方《千金》

常以月旦日未出时,从东壁取步七步,回头向垣立,含水噀壁七遍,口即美香。此名禁法。

口中臭方《千金》

细辛、豆蔻含之甚良。

口香去臭方《千金》

井花水三升漱口,吐厕中良。

治紧唇方《千金》

取蛇皮拭净,烧为灰敷之。

又方

灸虎口,男左女右。

涂唇方《千金》 治唇黑肿痛,痒不可忍。

烧乱发及蜂房六畜毛作灰,猪脂和敷之。亦治潘唇。

刺舌法《千金》 治卒舌肿满口,溢如吹猪胞,气息不得通,须臾不治杀人。

刺舌两边大脉血出,勿使刺着舌下中央脉,血出不止杀人。如上治不愈,或血出数升,则烧铁箆令赤,熨疮数过,以绝血也。

疗舌肿方《千金》 治舌肿起如猪胞。

釜下墨末,以醋厚傅舌上下,脱去更傅。须臾即消。若先决出血汁,竟傅之弥佳。凡此患人皆不识,或错治益困,杀人甚急。但看其舌下自有噤虫形状,或如蝼蛄,或如蚕子,细看之有头尾,其头少白,烧镵钉烙头上使然,即自消。

疗舌肿方《千金》 治舌上黑有数方大如箸,出血如涌泉,此心脏病。

戎盐　黄芩　黄柏　大黄各五两　人参　桂心　甘
草各二两

上七味,蜜丸梧子大,以饮服十丸,日三。亦烧铁熨
烙之。

疗重舌《千金》　并治舌上生疮涎出。

以蒲黄末傅之,不过三度差。

疗舌胀方《千金》

用雄鸡冠血盏盛,浸舌咽下即缩。

疗舌肿胀《本事方》　治心脾壅热,生木舌肿胀。

元参　升麻　大黄　犀角　甘草各等分

上为细末,每服三钱,水一盏,煎至五分,温服不
拘时。

治失音《养老书》

皂角一挺,刮去黑皮并子　萝卜一个,切作片

上以水二碗,同煎至半碗服之,不过三服便语。吃却
萝卜更妙。此方乃去喉间之痰涎也。

疗马喉痹《千金》　治喉痹深肿连颊,吐气数者,名马
喉痹。

马鞭草根一握一名杜牛膝　勿中风,截去两头,捣取
汁服之。

琥珀犀角膏　治咽喉。

真琥珀研　犀角屑,生用,各一钱　人参　枣仁　茯苓
辰砂研,各二钱　片脑研,一钱

上为末研匀,蜜为膏,以磁器收贮,候其疾作,每服一
弹子大。以麦冬浓煎汤化下。一日连进五服。此治阴火

上炎之喉痛。

喉肿刺法《千金翼》 治咽痛不得息。若毒气硬咽,毒攻咽喉。

刺手小指爪文中出血即愈。遂左右刺出血,神秘立愈。一法:刺两手少商穴出血,其穴在大指内廉,去爪甲如韭叶。

口旁恶疮方《千金翼》

乱发灰　故絮灰　黄连末　干姜末等分

上四味合和为散,以粉疮上,不过三遍。

敷面靥方《千金》 治默黯乌靥,令面洁白。

马珂二两　白附子　鹰屎白　珊瑚各一两

上四味,研成粉和匀,用人乳调,每夜取傅面。明旦温浆水洗之。

又方《千金》

李子仁为末,和鸡子白傅一宿即落。一方用白附子末,酒和傅之即落。

止牙痛方

蟾酥七分　朱砂　雄黄各三分　甘草一分

上研极细,以飞面为丸如菜子大,丝绵裹包,塞在痛处。

治牙痛仙方

以羊前蹄膝合盘骨,以酥涂炙黄为末,入细辛末一钱,雄黄末五分,共三味研极细末,擦患处立愈。

治牙疼方《千金翼》

苍耳子五升　上一味,以水一斗煮取五升,热含之,疼则吐,吐复含,不过三剂愈。无子,茎叶皆得用之。

如神散《局方》　治风牙、虫牙，攻疰疼痛，牙断动摇，连颊浮肿。

露蜂房微灸　川椒去目及闭口，微炒出汗

上为末，每用一钱，水一盏，入盐少许同煎八分，乘热漱之，冷即吐，一服立效。二味炙灰，为末擦亦效。

细辛散《局方》　治风虫牙疼，牙龈宣烂，牙齿摇动，腮颌浮肿。

红椒　缩砂去壳　鹤虱　牙皂　荜茇各半两　荆芥　细辛各一两　白芷　川乌各二两

上为细末，每用少许，于痛处擦之。有涎吐出，不得咽，少时用温水漱口，频频擦之，立有神效。治风寒牙疼之症。

按：牙疼有数种，寒、热、风、火、虫、虚，治各不同，非对症则不愈。故有效有不效，至于喉痹一症，病变各殊，此属外科，病变无穷，兹偶录一二方，未及万一。若欲专治此症，非广求博识不可。

杂　病

《灵》《素》

《灵·口问篇》：黄帝曰：人之欠者，何气使然？岐伯答曰：卫气昼日行于阳，夜半则行于阴，阴者主夜，夜者卧，阳者主上，阴者主下，故阴气积于下。阳气未尽，阳引而上，阴引而下，阴阳相引，故数欠。阳气尽阴气盛，则目瞑，阴气尽而阳气盛，则寤矣。黄帝曰：人之哕者，干呕为哕，或云即嗳气。何气使然？岐伯曰：谷入于胃，胃气上注于肺,今有故寒气与新谷气,俱还入于胃。新故相乱,真邪相攻,气并相逆,复出于胃,故为哕。黄帝曰:人之唏者,何气使然?岐伯曰:此阴气盛而阳气虚,阴气疾而阳气徐,阴气盛而阳气绝,故为唏。黄帝曰:人之振寒者,何气使然?岐伯曰:寒气客于皮肤,阴气盛阳气虚,故为振寒寒栗。黄帝曰:人之噫者,噫,呃逆也。何气使然?岐伯曰:寒气客于胃,厥逆从下上散,复出于胃,故为噫。黄帝曰:人之嚏者,何气使然?岐伯曰:阳气和利,满于心,出于鼻,故为嚏。黄帝曰:人之嚲者,何气使然?岐伯曰:胃不实则诸脉虚,诸脉虚则筋脉懈惰,筋脉懈惰则行阴用力,气不能复,故为嚲。黄帝曰:人之哀而泣涕出者,何气使然?岐伯曰:心者五脏六腑之主也,目者宗脉之所聚也。上液之道也。口鼻者,气之门户也。故悲哀忧愁则心动,心动则五脏六腑皆摇,摇则宗脉感,宗脉感则液道开,液道开故泣涕出焉。液者所以灌精濡空窍者也。故上液之道开则泣,泣不止则液竭,液竭则精不灌,精不灌则目无所见矣。黄帝曰:人之太息者,何气使然?岐伯曰:忧思则心系急,心系急则气道约,约则不利,故太息以伸出之。黄帝曰:人之涎下者,何气使然?岐伯曰:饮食者皆入于胃,胃中有热则虫动,虫动则胃缓,胃缓则廉泉开,故涎下。黄帝曰:人之耳中鸣者?何气使然?岐伯曰:耳者宗脉之所聚也。故胃中空则宗脉虚,虚则下溜,脉有所竭者,故耳鸣。黄帝曰:人之自啮舌者,何气使然?此厥逆走上,脉气辈至也。少阴气至则啮舌,少阳气至则啮颊,阳明气至则啮唇矣。凡此十二邪者,皆奇邪之走空窍者也。故邪之所在,皆为不足。经气为邪所据,即正气不能复归，故为不足。当引本经之正气，以逐邪出外，所谓正气者，即本经之气，故能御邪。此指针法言之，庸医不知，竟用补药于邪气所留之经，则是补住其邪矣，害忍言哉。故上气不足，脑为之不满，耳为之苦鸣，头为之苦倾，目为之眩，中气不足，溲便为之变，肠为之苦鸣，下气不足，则乃为痿厥心悗。《五味篇》：酸走筋，多食之令人癃。咸走血，多食之令人渴。辛走气，多食之令人洞心。苦走骨，多食之令人变呕。甘走肉，多食之令人悗心。《师傅篇》：岐伯曰：入国问俗，入家问讳，上堂问礼，临病问所便。此句为万世辨症之秘诀。黄帝曰：便病人奈何？岐伯曰：夫中热消瘅则便寒，寒中之属则便热，胃中热则消谷，令人悬心善饥，脐以上皮热。肠中热则出黄如糜，脐以下皮寒。按：寒字当作热字。胃中寒则腹胀，肠中寒则肠鸣飧泄。凡胀满宜温药，飧泄亦同。胃中寒肠中热则胀而且泄，胃中热肠中寒则疾饥，小腹痛胀。黄帝曰：胃欲寒饮，肠欲热饮。《百病始生篇》：阳络伤则血外溢，血外溢则衄血。阴络伤则血内溢，血内溢则后血。肠胃之络伤则血溢于肠外，肠外有寒，汁沫与血相搏，则并合凝聚不得散，而积成矣。《邪客篇》：黄帝问于岐伯曰：人有八虚，各何以候？岐伯答曰：以候五脏。黄帝曰：候之奈何？岐伯曰：肺心有邪，其气留于两肘。肝有邪，其气留于两腋。脾有邪，其气留于两髀。肾有邪，其气留于两腘。凡此八虚者，皆机关之室，真气之所过，血络之所游，邪气恶血固不得住留，住留则伤筋络，骨节机关不得屈伸，故拘挛也。《大惑篇》：黄帝曰：人之善饥而不嗜食者，何气使然？岐伯曰：精气并于脾，热气留于胃，胃热则消谷，谷消故善饥。胃气逆上则胃脘寒，故不嗜食。《素·宣明五气论》五味所入，酸入肝，辛入肺，苦入心，咸入肾，甘入脾，是谓五入。五气所病，心为噫，肺为咳，肝为语，脾为吞，肾为欠为嚏，胃为气逆为哕为恐，大肠小肠为泄，下焦溢为水，膀胱不利为癃，不纳为遗溺，胆为怒，是为五病。五精所并，精气并于心则喜，并于肺则悲，并于肝则忧，并于脾则畏，并于肾则恐，是谓五并，虚而相并者也。五脏所恶，心恶热，肺恶寒，肝恶风，脾恶湿，肾恶燥，是谓五恶。五脏化液，心为汗，肺为涕，肝为泪，脾为涎，肾为唾，是谓五液。五味所禁，辛走气，气病无多食辛。咸走血，血病无多食咸。苦走骨，骨病无多食苦。甘走肉，肉病无多食甘。酸走筋，筋病无多食酸。是谓五禁，无令多食。五病所发，阴病发于骨，阳病发于血，阴病发于肉，阳病发于冬，阴病发于夏，是谓五发。五邪所乱，邪入于阳则狂，邪入于阴则痹，搏阳则为癫疾，搏阴则为瘖，阳入之阴则静，阴出之阳则怒，是谓五乱。五邪所见：春得秋脉，夏得冬脉，长夏得春脉，秋得夏脉，冬得长夏脉，名曰阴出之阳。病善怒不治，是谓五邪皆同命，死不治。五脏所藏：心藏神，肺藏魄，肝藏魂，脾藏意，肾藏志，是谓五脏所藏。五脏所主：心主脉，肺主皮，肝主筋，脾主肉，肾主骨，是谓五主。五劳所伤，久视伤血，久卧伤气，久坐伤肉，久立伤骨，久行伤筋，是谓五劳所伤。五脉应象：肝脉弦，心脉钩，脾脉代，肺脉毛，肾脉石，是谓五脏之脉。《至真要大论》：大要曰：君一臣二，奇之制也。君二臣四，偶之制也。君二臣三，奇之制也。君三臣六，偶之制也。故曰：近者奇之，远者偶之，汗者不以奇，下者不以偶，补上治上制以缓，补下治下制以急。

急则气味厚，缓则气味薄，适其至所，此之谓也。是故平气之道，近而奇偶，制小其服也。远而奇偶，制大其服也。大则数少，小则数多，多则九之，少则二之，奇之不去则偶之，是谓重方。偶之不去则反佐以取之，所谓寒热温凉反从其病也。岐伯曰：辛甘发散为阳，酸苦涌泄为阴。咸味涌泄为阴，淡味渗泄为阳。六者或收或散，或缓或急，或燥或润，或软或坚，以所利而行之，调其气使其平也。岐伯曰：有毒无毒，所治为主，适大小为制也。帝曰：请言其制。岐伯曰：君一臣二，制之小也。君一臣三佐五，制之中也。君一臣三佐九，制之大也。寒者热之，热者寒之，微者逆之，甚者从之，坚者削之，客者除之，劳者温之，结者散之，留者攻之，燥者濡之，急者缓之，散者收之，损者益之，逸者行之，惊者平之，上之下之，摩之浴之，薄之劫之，开之发之，适事为故。帝曰：反治何谓？岐伯曰：热因寒用，寒因热用，塞因塞用，通因通用，必伏其所主而先其所因，其始则同，其终则异，可使破积，可使溃坚，可使气和，可使必已。岐伯曰：主病之谓君，佐君之谓臣，应臣之谓使，非上下三品之谓也。岐伯曰：诸寒之而热者取之阴，热之而寒者取之阳，所谓求其属也。帝曰：善。服寒而反热，服热而反寒，其故何也？岐伯曰：治其王气，是以反也。五味入胃，各归所喜攻，酸先入肝，苦先入心，甘先入脾，辛先入肺，咸先入肾，久而增气，物化之常也，气增而久夭之由也。《阴阳应象大论》：因其轻而扬之，因其重而减之，因其衰而彰之。形不足者温之以气，精不足者补之以味，其高者因而越之，其下者因而竭之，中满者泻之于内，其有邪者渍形以为汗。《五常政大论》：岐伯曰：大毒治病,十去其六;常毒治病,十去其七;小毒治病,十去其八;无毒治病,十去其九。谷肉果菜食养尽之,无使过之,伤其正也。不尽行复如法,必先岁气,无伐天和。《至真要大论》:帝曰:愿闻病机何如？岐伯曰:诸风掉眩,皆属于肝;诸寒收引,皆属于肾;诸气膹郁,皆属于肺;诸湿肿满,皆属于脾;诸热瞀瘛,皆属于火;诸痛痒疮,皆属于心;诸厥固泄,皆属于下;诸痿喘呕,皆属于上;诸禁鼓栗,如丧神守,皆属于火;诸痉项强,皆属于湿;诸逆冲止,皆属于火;诸胀腹大,皆属于热;诸躁狂越,皆属于火;诸暴强直,皆属于风;诸病有声,鼓之如鼓,皆属于热;诸病胕肿,疼酸惊骇,皆属于火;诸转反戾,水液浑浊,皆属于热;诸病水液,澄彻清冷,皆属于寒;诸呕吐酸,暴注下迫,皆属于热。《生气通天论》:阳因而上卫外者也,因于寒欲如转枢,起居如惊,神气乃浮,因于暑汗,烦则喘喝,静则多言,体若燔炭,汗出而散。因于湿首如裹,湿热不攘,大筋软短,小筋弛长,软短为拘,弛长为痿。因于气为肿,四维相代,阳气乃竭。阳气者,烦劳则张,精绝,辟积于夏,使人煎厥。目盲不可以视,耳闭不可以听,溃溃乎若坏都,汩汩乎不可止。阳气者,大怒则形气绝而血郁于上,使人薄厥。有伤于筋,纵其若不容,汗出偏沮,使人偏枯。汗出见湿,乃生痤痱。高粱之变,足生大丁。受如持虚,劳汗当风,寒薄为皶郁乃痤。阳气者,精则养神,柔则养筋,开合不得,寒气从之,乃生大偻。陷脉为瘘,留连肉腠,俞气化薄,传为善畏,及为惊骇。营气不从,逆于肉理,乃生痈肿。魄汗未尽,形弱而气烁,穴俞以闭,发为风疟。故风者,百病之始也。清静则肉腠闭拒,虽有大风苛毒,弗之能害,此因时之序也。春伤于风,邪气留连,乃为洞泄。夏伤于暑,秋为痎疟,秋伤于湿,上逆而咳,发为痿厥。冬伤于寒,春必病温。四时之气,更伤五脏。《通评虚实论》:黄帝问曰:何谓虚实? 岐伯对曰:邪气盛则实,精气夺则虚。《刺志论》:气盛身寒,得之伤寒;气虚身热,得之伤暑。谷入多而气少者,得之有所脱血,湿居下也,谷入少而气多者,邪在胃及与肺也。《玉机真脏论》:黄帝曰:余闻虚实以决死生,愿闻其情。岐伯曰:五实死,五虚死。帝曰:愿闻五实五虚。岐伯曰:脉盛、皮热、腹胀、前后不通、闷瞀,此为五实。脉细、皮寒、气少、泄痢前后、饮食不入,此为五虚。帝曰:其时有生者何也? 岐伯曰:浆粥入胃,泄注止则虚者活;身汗得后利,则实者活;此其候也。《脏气法时论》:肝苦急,急食甘以缓之;肝欲散,急食辛以散之;用辛补之,酸泻之。心苦缓,急食酸以收之;心欲软,急食咸以软之。用咸补之,甘泻之。脾苦湿,急食苦以燥之;脾欲缓,急食甘以缓之;用苦泻之,甘补之。肺苦气上逆,急食苦以泄之。肺欲收,急食酸以收之。用酸补之,辛泄之。肾苦燥,急食辛以润之。开腠理,致津液,通气也。肾欲坚,急食苦以坚之。用苦补之,咸泻之。夫邪之客于身也,以胜相加,至其所生而愈,至其所不胜而甚。至于所生而持,自得其位而起,必先定五脏之脉,乃可言间甚之时,死生之期也。毒药攻邪,五谷为养,五果为助,五畜为益,五菜为充,气味合而服之,以补精益气。以上皆辨病治病之总诀,能精通其理,方能识症择方。

解㑊 《素·玉机真脏论》:冬脉太过,则令人解㑊,脊脉痛,而少气不欲言。《刺疟论》:足少阳之疟,令人身

兰台轨范 卷七

体解㑊。寒不甚，热不甚，恶见人，见人心惕惕然，热多汗出甚。

食亦　《素·气厥论》：大肠移热于胃，善食而瘦，又谓之食亦。胃移热于胆，亦曰食亦。

膈洞　《灵·根结篇》：太阴为开，开折则食廪无所输膈洞。故开折者，气不足而生病。《邪气脏腑病形篇》：肾脉微缓为洞，洞者食不化，下嗌还出。

重强　《素·玉机真脏论》：脾脉不及，则令人九窍不通，名曰重强。

龋齿　《灵·论疾诊尺篇》：诊龋齿痛，按其阳之来，有过者，热在左左热，在右右热，在上上热，在下下热。《缪刺论》：齿龋刺手阳明，不已，刺其脉如入齿中者，立已。手阳明之脉贯颊，入于齿中，故当刺商阳穴。不已，则刺其痛脉之入齿中者。按：《甲乙经》注：手阳明脉商阳、二间、三间、合谷、阳溪、偏历、温溜七穴，主齿痛。

《金匮》

跌蹶　其人但能前不能却，刺腨入二寸，此太阳经伤也。

所载杂病，其方俱散于各证条内，兹不复赘，按病施治，无遗法矣。

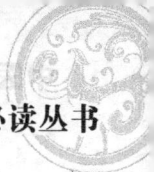

兰台轨范
卷八

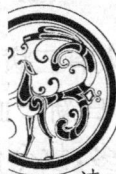

清·吴江徐灵胎洄溪　著
孙男　祖培聪霡　校

妇　人

《素　问》

《六元正纪大论》：黄帝问曰：妇人重身，毒之何如？岐伯曰：有故无殒，亦无殒也。帝曰：愿闻其故。岐伯曰：大积大聚，其可犯也。衰其大半而止，过者死。《腹中论》：帝曰：何以知怀子之且生也？岐伯曰：身有病而无邪脉也。《奇病论》：黄帝问曰：人有重身，九月而瘖，此何为也？岐伯曰：胞之络脉绝也。帝曰：何以言之。岐伯曰：胞络者系于肾，少阴之脉贯肾，系舌本，故不能言。帝曰：治之奈何？岐伯曰：无治也，当十月复。《平人气象论》：妇人手少阴脉动甚者，妊子也。

《难　经》

妊之为病，其内苦结，女子为瘕聚。左者为肾，右者为命门。命门者，诸精神之所舍，原气之所系也。男子以藏精，女子以系胞。

《金　匮》

问曰：新产妇人有三病：一者病痉，二者病郁冒，三者大便难。何谓也？曰新产血虚，多汗出，喜中风，故令病痉。亡血复汗，寒多，故令郁冒。亡津液，胃燥，故大便难。产妇郁冒，其脉微弱，呕不能食，大便反坚，但头汗出，血虚而厥，厥而必冒。冒家欲解，必大汗出，以血虚下厥，孤阳上出，故头汗出。所以产妇喜汗出者，亡阴血虚，阳气独盛，故当汗出，阴阳乃复。大便坚，呕不能食，小柴胡汤主之。虽当汗出，不宜太过。师曰：产妇腹痛，法当以枳实芍药散。假令不愈者，此为腹中有瘀血着脐下，宜下瘀血汤主之。亦主经水不利。

产后七八日，无太阳证，少腹坚痛，此恶露不尽。不大便，烦躁发热，切脉微实，再倍发热，日晡时烦躁者不食，食则谵语，至夜即愈，宜大承气汤主之。热在里，结在膀胱也。

妇人伤寒发热，经水适来，昼日明了，暮则谵语，如见鬼状者，此为热入血室。治之无犯胃气及上二焦，必自愈。

妇人中风，发热恶寒，经水适来得之七八日热除，脉迟身凉，和胸胁满如结胸状。谵语者，此为热入血室也。当刺期门，随其实而取之。期门二穴，在乳头直下四寸，第二肋端。此等刺法，最易学也。

妇人之病，因虚积冷结气，为诸经水断绝，至有历年血寒，积结胞门，寒伤经络，凝坚在上，呕吐涎唾，久成肺痈。形体损分，在中盘结，绕脐寒疝，或两胁疼痛，与脏相连，或结热中，痛在关元，脉数无疮，肌若鱼鳞，时著男子，非止女身，在下来多，经候不匀，令阴掣痛，少腹恶寒，或引腰脊，下根气冲，气冲急痛，膝胫疼烦，奄忽眩冒，状如厥癫。或有忧惨悲伤多嗔，此皆带下，非有鬼神，久则羸瘦，脉虚多寒。三十六病，千变万端，审脉阴阳，虚实紧弦，行其针药，治危得安，其虽同病，脉各异源。子当辨记，勿谓不然。

问曰：妇人年五十所，病下利数十日不止。暮即发热，小腹里急腹满，手掌烦热，唇口干燥，何也？师曰：此病属带下，何以故？曾经半产，瘀血在少腹不去，何以知之？其证唇口干燥，故知之，当以温经汤主之。

妇人陷经，漏下黑不解，胶姜汤主之。方无考，校本云：宜是胶艾汤。

妇人怀娠六七月，脉弦发热，其胎愈胀，腹痛恶寒者，少腹如扇，形如恶寒之盛。所以然者，子脏开故也，当附子汤温之。方无考。

妇人伤胎，怀身腹满，不得小便，从腰以下重，如有水气状，怀身七月，太阴当养不养，此心气实。当刺泻劳宫、关元，小便微利则愈。

《病　源》

妊娠数堕胎候　血气虚损，子脏为风冷所居，则血气不足，故不能养胎，所以致胎数堕。候妊娠而恒腰痛者，喜堕胎也。按：堕胎皆由于血热。

两胎一死一生候　阳施阴化，精盛有余者，则成两胎。其两胎而一死者，候其胎上冷，是胎已死也。

妊娠过年不产　由挟寒冷宿血在胞而有胎,则冷血相搏,令胎不长,产不以时。若其胎在胞日月虽多,其胎翳小,转动劳羸,是挟于病,必过时乃产。

胞转　脐下急痛,小便不通是也。其病由不同,胞转及胞落,并致死。

带下三十六疾　诸方说三十六疾者,是十二癥、九痛、七害、五伤,三固是也。十二癥者,是所下之物一如膏,二如青血,三如紫汁,四如赤皮,五如脓痂,六如豆汁,七如葵根羹,八如凝血,九如青血,血似水,十如米汁,十一如月浣,十二经度不应期也。九痛者,一阴中伤痛,二阴中淋痛,三小便即痛,四寒冷痛,五月水来腹痛,六气满并痛,七汗出阴中,如虫啮痛,八胁下皮痛,九腰痛。七害者,一害食,二害气,三害冷,四害劳,五害房,六害妊,七害睡。五伤者,一窍孔痛,二中寒热痛,三少腹急牢痛,四脏不仁,五子门不正,引肾痛。三固者,一月水闭塞不通,其余二固,文缺不载。

与鬼交　脏腑虚神守弱,鬼气得病之也。其状不欲见人,独言笑悲泣,脉来迟伏,或如乌啄。

恶阻　心中溃闷头眩,四肢烦疼懈惰,不欲执作,恶闻食气,欲啖食咸酸果食,多睡少起,乃至三四月以上。大剧者,不能自胜举也。此由妇人原本虚羸,血气不足,肾气又弱,兼当风食冷太过,心下有痰气挟之而有妊也。

子满　此由脾胃虚弱,有停水,而挟以妊娠也。水渍于胞,则令胎坏。惟将产之月,而脚微肿,则其产易,盖胞藏水血多也。初妊娠者,则反坏胎。

胎漏　此由冲任脉虚,不能约制太阳少阴之经血也,亦名胞阻。漏血尽则人毙也。

　　鬼胎　　正虚则妖魅精入脏，状如怀娠。

　　胎疽　　其母脏气热，熏蒸于胎。

　　血分　　是经血先断，而后成水病。以其月水壅塞不通，经血分而为水，故曰血分。

　　胞络伤损　　子脏虚冷气下冲，则阴挺出，谓之下脱。亦有因产用力偃气而阴脱者。

　　阴臭　　由子脏有寒，寒搏于津液，蕴积气冲于阴，故变臭也。此亦由内热所致。

　　子脏开　　由子脏宿虚，因产冷气乘之，血气得冷不得相荣，故令开也。

妇 人 方

　　桂枝茯苓丸《金匮》　治妇人宿有癥病，经断未及三月，而得漏下不止，胎动在脐上者为癥痼。害妊娠六月动者，前三月经水利时胎也，下血者，后断三月衃也。所以血不止者，其癥不去故也，当下其癥，此主之。

　　桂枝　　丹皮　　茯苓　　桃仁去皮尖熬　　芍药各等分

　　上五味末之，炼蜜丸如兔屎大，每日食前服一丸。不知，加至三丸。

　　当归芍药散《金匮》　治妇人怀娠，腹中疞痛。

　　当归三两　芍药一斤　茯苓四两　白术四两　泽泻半斤　芎藭三两

　　杵为散，取方寸匕，酒和，日三服。

　　干姜人参半夏丸《金匮》　治妊娠呕吐不止。

　　干姜　人参各一两　半夏二两

上三味末之,生姜汁糊丸如梧子大,饮服十丸,日三。

葵子茯苓散《金匮》 治妊娠有水气,身重小便不利,洒淅恶寒,起即头眩。

葵子一斤 茯苓三两

上二味杵为散,饮服方寸匕,日三服。小便利则愈。

当归贝母苦参丸《金匮》 治妊娠小便难,饮食如故。

当归 贝母 苦参各等分

上三味末之,蜜丸如小豆大,饮服三丸。加至十丸。

当归散《金匮》 妇人妊娠宜常服。

当归 黄芩 芍药 芎䓖各一斤 白术半斤

上五味杵为散,酒服方寸匕,日再服。妊娠常服即易产。胎无苦疾,产后百病悉主之。

白术散《金匮》 妊娠养胎。

白术 芎䓖 蜀椒三分,去汗 牡蛎

上四味杵为散,酒服一钱匕,日三服夜一服。但苦痛加芍药,心下毒痛倍加芎䓖。心烦吐痛不能饮食,加细辛一两,半夏大者二十枚服之。后更以酸浆水服之。若呕以酸浆水服,复不解者,小麦汁服之。以后渴者,大麦粥服之。病虽愈,服之勿置。原本无分两。

枳实芍药散《金匮》 治产后腹痛,烦满不得卧。

枳实烧令黑,勿太过 芍药等分

上二味,杵为散,服方寸匕,日三服。并主痈脓,以麦粥下之。假令腹痛不愈,此为腹中有瘀血着脐下,宜下瘀血汤主之。亦主经水不利。

下瘀血汤《金匮》

大黄三两 桃仁二十枚 蟅虫二十枚,去足熬末之,蜜和丸四丸,以酒一升煎一丸,取八合,顿服之。新血下如豚肝。以丸作煎又一法。按:"新"字当作"瘀"字。

竹叶汤《金匮》　治产后中风发热,面正赤,喘而头痛。

竹叶一把　葛根三两　防风　桂枝　桔梗　人参甘草各一两　附子一枚,泡　大枣十五枚　生姜五两

上十味,水一斗煮取二升半,分温三服。温复取汗出。颈项强用大附子一枚,破之如豆。入前药,扬去沫。呕者加半夏半升洗。

竹皮大丸《金匮》　治妇人乳中虚,烦乱呕逆,安中益气。

生竹茹二分　石膏二分　桂枝一分　甘草七分　白薇一分

上五味末之,枣肉丸如弹子大一丸,日三夜二。有热倍白薇。烦喘者加柏实一分。

白头翁加甘草阿胶汤《金匮》　治产后下痢虚极。

白头翁　甘草　阿胶各二两　秦皮三两　黄连二两蘗皮三两

上六味,水七升煮二升半,内胶令消,分温三服。

半夏厚朴汤《金匮》　治妇人咽中如有炙脔。

半夏一升　厚朴三两　茯苓四两　生姜五两　干苏叶二两

上五味,水七升煮取四升,分温四服,日三夜一。

甘麦大枣汤《金匮》　治妇人脏燥,悲伤欲哭,象如神灵所作。数欠伸,此主之。

甘草三两　小麦一升　大枣十枚

上三味,水六升煮取三升,分温三服。亦补脾气。

温经汤《金匮》　主妇人曾经半产,瘀血在少腹不去。其证唇口干燥。

吴茱萸三两　当归二两　芎劳二两　芍药二两　人参二两　桂枝二两　阿胶二两　丹皮二两　生姜三两　甘草二两　半夏一升　麦冬一升,去心

水一斗煮取三升,分温三服。亦主妇人少腹寒,久不受胎。兼治崩中去血。或月水来过多,及至期不来。调经总方。

土瓜根散《金匮》　治带下经水不利,少腹满痛,经一月再见。

土瓜根　芍药　桂枝　蟅虫各三两

上四味,杵为散,酒服方寸匕,日三服。此治瘀血伏留在冲脉之方。

旋覆花汤《金匮》　寸口脉弦而大,弦则为减,大则为芤。减则为寒,芤则为虚,寒虚相搏,此名曰革。妇人则半产漏下,此汤主之。

旋覆花三两　葱十四茎　新绛少许

水三升煮取一升,顿服。

大黄甘遂汤《金匮》　治妇人少腹满如敦状,小便微难而不渴,此为水与血俱结在血室也。此主之。

大黄四两　甘遂二两　阿胶二两

上三味,以水三升煮取一升,顿服,其血当下。

矾石丸《金匮》　治经水闭不利,脏坚癖不止,中有干血,下白物。

矾石三分,烧　　杏仁一分

上二味末之,炼蜜丸枣核大,内脏中。剧者再内之。

红蓝花酒《金匮》　治妇人六十二种风,腹中血气刺痛

红蓝花一两　酒一大升　煎减半,顿服一半,未止再服。

蛇床子散《金匮》　治妇人阴寒,温阴中坐药。

蛇床子一味末之,以白粉少许和合相得,如枣大。棉裹内之。自然温。

狼牙汤《金匮》　治妇人阴中生疮蚀烂者。

狼牙三两,水四升煮取半升,以绵缠箸如茧,绞汤沥阴中,日四遍。

三物黄芩汤《千金》　治妇人在草蓐,自发露得风,四肢烦热。头痛者,与小柴胡汤。头不痛但烦者,此汤主之。

黄芩一两　苦参二两　地黄四两

上四味,水六升煮取二升,温服一升,多吐下虫。

当归建中汤《千金》　治产后虚羸不足,腹中刺痛不止,吸吸少气。或苦少腹中急,摩痛引腰背,不能食饮。产后一月,日得服四五剂为善,令人强壮宜。

当归四两　桂枝三两　芍药六两　生姜三两　甘草二两　大枣十二枚

上六味,水一斗煮取三升,分温三服,一日令尽。若大虚者,加饴糖六两,汤成内之,火上暖,令饴消。若去血过多,崩伤内衄不止,加地黄六两、阿胶二两。

佛手散《本事方》　又名芎归汤　调经。

兰台轨范

芎劳二两　当归三两

上为细末,每服二钱,水一盏,酒二分,煎七分温服。

回生丹　此催生之圣药。

锦纹大黄一斤为末　苏木三两,打碎,用河水五碗煎汁,三碗听用　大黑豆三升,水浸取壳,用绢袋盛壳同豆煮熟,去豆不用,将壳晒干,其汁留用　红花三两,炒黄色,入好酒三上碗煎三滚,去滓取汁　米醋九斤,陈者更佳　将大黄末入净锅,下米醋三斤,文火熬之。以长木筯不住手搅之成膏,再加醋三斤熬之,又加醋三斤,次第加毕,然后下黑豆汁三碗再熬。次下苏木汁,次下红花汁,熬成大黄膏,取入瓦盆盛之,大黄锅粑亦铲下,入后药同磨。　人参　当归酒洗　芎劳　香附醋炒　延胡索酒炒　苍术米泔浸炒　蒲黄隔纸炒　茯苓　桃仁各一两,去皮尖油　牛膝五钱,酒洗　甘草炙　地榆酒洗　川羌活　橘红　白芍各五钱,酒炒　木瓜青皮各三钱,去穰炒　乳香　没药各二钱　益母草三两木香四钱　白术三钱,米泔浸炒　乌药二两五钱,去皮　良姜四钱　马鞭草五钱　秋葵子三钱　熟地一两,酒浸九次,蒸晒如法制就　山棱五钱,醋浸透纸裹煨　五灵脂五钱,醋煮化,焙干,细研　山萸肉五钱,酒浸蒸捣

上三十味,并前黑豆壳共晒为末,入石臼内,大黄膏拌匀。再下熟蜜一斤,共捣千杵为丸,重二钱七八分,阴干不可火烘,烁蜡为壳护之,用时去蜡。

开骨散　临产妇交骨不开。

当归五钱　龟版三钱,醋炙研　芎劳二钱　妇人发一团　水煎服。

夺命散　产后。

没药　血竭等分

上研为细末，才产下用童便细酒半杯，煎一二沸，调下二钱。良久再服。其恶血下行，便不冲上，免生百疾。

下死胎方《本事方》

桂木三钱，麝香当门子一粒　全研，温酒服，须臾如手推下，比之用水银等药。此不致损元气也。

交加散《本事方》　治妇人荣卫不通，经脉不调，腹中撮痛，气多血少，结聚为瘕，产后中风。

生地黄五两，研取汁　生姜五两，研取汁

上交互用汁浸一夕，各炒黄，渍汁尽为度，末之，寻常腹痛，酒调下三钱，尤不可缺。

护胎方《本事方》　治妊娠时气身热，令子不落。

伏龙肝为末，水调涂脐下二寸，干则易，差即止。又取井中泥涂心下，干则易。

海蛤散《本事方》　治妇人伤寒，血结胸膈，揉而痛，不可抚近。

海蛤　滑石　甘草各一两　芒硝半两

上为末，每服二钱，鸡子清调下。

小柴胡加地黄汤《本事方》　治妇人室女伤寒发热，或发寒热，经水适来或适断，昼则明了，夜则谵语，如见鬼状。亦治产后恶露方，来忽尔断绝。

柴胡一两一分　人参　黄芩　甘草　生地黄各半两

上为末，每用五钱，水二盏，生姜五片，枣二枚，煎至八分，去渣服。此即热入血室。

乌鸡煎圆《局方》　治妇人胎前产后，诸般疾患，并皆治之。

乌雄鸡一只　人参　白术　石床　丹皮　黄芪　乌药　草果　延胡索　地黄熟干者，洗焙　木香　琥珀　肉豆蔻各半两　陈皮　红花　川乌炮　海桐皮　芍药白者　附子炮，去皮脐　肉桂去粗皮　蓬莪莸各三两　苍术米泔浸切，焙一两半

上细剉，用乌雄鸡一只，汤掉去毛及肠肚，将上药安放鸡腹中，入新瓦瓶，好酒一斗同煮令干去鸡骨，以油单纸盛，焙干为细末，炼蜜丸如梧子大，每服三十丸。

猪蹄汤《局方》　治乳妇气少血衰，脉涩不行，绝无乳汁。

猪蹄一只　木通五两

上将猪蹄净洗，依食法事治，次用水一斗同木通浸，煮得四五升，取汁饮。如乳不下，再服为妙。

紫石英丸《局方》　治妇人久冷无子，及数经堕胎，经水不调，崩漏带下，三十六病，积聚癥瘕，少腹急重，小便白浊。

乌贼鱼骨烧灰　甘草炙　柏子仁微炒，别研　山蓣各一两半　辛夷仁　肉桂去粗皮　卷柏　石斛　干熟地黄　芎劳　牡蒙　禹余粮醋淬七次，研，各二两　人参　续断　细辛　桑寄生　牛膝　厚朴姜汁炙　食茱萸　当归炒　川乌炮去皮脐　干姜炮　丹皮各一两一分　天门冬去心　紫石英细研飞，各三两

上为细末，炼蜜丸如梧子大，每服三十丸，温酒或米饮下，空心食前，日二服。

催生丹《局方》　治产妇产育艰难，或逆或横，并宜服之。

母丁香末，一钱　麝香别研，一钱　兔脑髓腊月者，去皮，捣如泥　乳香别研极细，一分

上拌匀，以兔脑和丸如鸡豆大，阴干，用油纸蜜封贴，温水服一丸。即时产下，随男左女右，手中握丸，药出是验。

小调经散《局方》　治产后败血，循经流入四肢，腐烂如水。服此血行肿消则愈。

没药　琥珀　桂心　白芍　当归各一钱　细辛　麝香各五分

为末，姜汁、酒各少许调服。此方治血分病最良。

二味参苏饮　治产后瘀血入肺，咳嗽喘急。

人参一两　紫苏二两，疑是苏木

作一剂，水煎服。若既愈，当用六君子汤以补脾胃。若口鼻黑气起，急用此药加附子五钱，亦有得生者。

紫苏饮严氏　治子悬腹痛，或临产惊恐气结，连日不安，或大小便不利。

当归　甘草　大腹皮黑豆浸水泡　人参　芎劳　橘皮各七分　白芍炒，五分　紫苏一钱

姜葱引，水煎服。

紫散元和纪用经　止血崩。

香附子炒黑存性　为末，热酒调方寸匕，再服立定。生用为末安胎。

秦桂丸杂抄方　治妇人无子。

秦艽　桂心　杜仲　防风　厚朴各三钱　附子生用茯苓各一两五钱　白薇　干姜　沙参　牛膝　半夏各五钱　人参一两　细辛一两一钱

上十四味为末,炼蜜丸如绿豆大,每服三十丸,空心米饮任下。未效再加数丸。已觉有孕,便不可服。

求嗣方杂抄方 壬子日合药,别日不用,名助阳丹。

细辛五钱 牛膝二两 茯苓一两 没药四钱 吴茱萸 白蔹 白及 秦艽 乳香 防风 当归去芦,各三钱 肉桂 厚朴 石菖蒲 附子各二钱 人参一钱 以上二方,治胞寒无子者,阴虚血少者非宜。

黄龙汤《活人书》 妊娠寒热头疼,嘿嘿不欲饮食,胁下痛,呕逆痰气。及产后伤风热入胞宫,寒热如疟,并经水适断,病后劳复,余热不解。

柴胡一两 黄芩 人参 甘草各一分半,炙

上四味,每服五钱,水一盏半煎一盏,去渣温服。

桂枝汤《金匮》 妇人得平脉,阴脉小弱,其人渴不能食,无寒热,名妊娠,桂枝汤主之。于法六十日当有此证。设有医治逆者,却一月,加吐下者,则绝之。见《伤寒》。

小柴胡汤《金匮》 妇人中风七八日,续来寒热,发作有时,经水适断,此为热入血室,其血必结,故使如疟状。见《伤寒》。

大承气汤《金匮》 产后七八日,无太阳症,少阴腹满,恶露不尽,不大便,烦躁发热,切脉微实,再倍发热,日晡时烦躁者不食,食即谵语,至夜即愈。热在里,结在膀胱也。见《伤寒》。

小青龙汤《金匮》 妇人吐涎沫,医反下之,心下即痞,当先治其吐涎沫,此主之。见痰饮。涎沫止,乃治痞,泻心汤主之。见血门。

芎归胶艾汤《金匮》 治陷经漏下黑不解。见通治。

　　猪发膏煎《金匮》　胃气下泄,阴吹而正喧,此谷气之实也。见疝门。

　　肾气丸《金匮》　治妇人饮食如故,烦热不得卧,而反倚息者,此名转胞。不得溺也,以胞系了戾,故致此病。但利小便则愈。即崔氏八味丸,见通治。

　　当归生姜羊肉汤《金匮》　治产后腹中疞痛,并治腹中寒疝,虚劳不足。见通治。

　　按:妇人一切外感内伤等症,与男子同,无庸另立治法。惟经带胎产癥瘕等疾,病变多端,必从调经种子等法。探本索源,而后可施用。今因《金匮要略》有治妇人方论一卷,故亦略载妇人常用之方数十首。至其全体,仍当取唐宋以来专门之书详考之。

小　儿

　　此卷方论,俱从钱氏《直诀》选出,其外有小儿常患之症,而方未备者,更考他书补入。治小儿之方,大端略具,其所选之方药,一概全录,不必更将他卷查阅,以便业幼科者,专取此书诵习可也。

脉　法

　　脉弦急气不和　脉沉缓伤食　脉促结虚惊　脉浮为风脉沉细为寒　脉乱不治

　　《全幼心鉴》云:小儿一岁以前看虎口、食指、寅卯辰三关,以验其病。寅卯辰即风气命三关也。脉纹从寅关起不至卯关者易治。若连卯关者难治。若寅侵卯,卯侵过辰者,十不救一。其脉纹见有五色:如因惊必青,泻痢必紫,当以类而推之。一岁后则可用一指转侧,辨其三部脉弦急浮沉。四五岁后，脉七八至而细数者为平，九至者伤，十至者困。六至五至者为虚为寒，弦紧为风痫，弦急为客忤。

面部症　左腮为肝，右腮为肺，额上为心，鼻为脾，颏为肾。若色赤者热也，宜随症治之。

目部症　目内色赤者心实热，淡红者心虚热，青者肝实热，淡青者肝虚热，黄者脾实热，微黄者脾虚热，白而混者肺实热，目无睛光者肾虚也。

五脏虚实寒热　心主惊，实则叫哭发热，饮水而搐，虚则卧而悸动不安。视其睡，口中气温，或合面睡，及上窜咬牙，皆心热也。心气实则喜仰卧。

肝主风，实则目直大叫呵欠，项急顿闷，虚则咬牙多欠。肝热则手寻衣领，及乱捻物，壮热饮水喘闷，目赤发扬。肝有风则目连箚得。心热则发搐。或筋脉牵系而直视，风甚则身反张，强直不搐，心不受热也，当补肾治肝。

脾主困，实则困睡，身热饮水。虚则吐泻生风，面白腹痛，口中气冷，不思饮食，或吐清水。呵欠多睡者，脾气虚而欲发惊也。

肺主喘，实则闷乱喘促，有饮水者，有不饮水者，虚则哽气长出气。肺热则手掐眉目鼻面。肺盛复感风寒，则胸满气急，喘嗽上气。肺脏怯则唇白闷乱，气粗喘促，哽气者难治，肺虚甚也。

肾主虚，无实也，惟疮疹肾实则变黑陷。若胎禀虚怯，神气不足，目无睛光，面白颅解，此皆难育，虽育不寿，或更加色欲，变症百出，愈难救疗。或目畏明下窜者，盖骨重而身缩也。咬牙者，肾水虚而不能制心火也。

变蒸 小儿在母腹中乃生骨气,五脏六腑成而未全,自生之后即长骨脉,五脏六腑之神智也。变者易也,自内而长,自下而上。又身热,故已生之日后三十二日一变,变每毕,即情性有异于前。何者?长生腑脏智意故也。何为三十二日长骨添精神。人有三百六十五骨,除手足中四十五碎骨外,有三百二十。自生下骨一日十段而上之。十日百段,三十二日计三百二十段为一遍,亦曰一蒸。骨之余气自脑分入龈中,作三十二齿,而齿牙有不及三十二数者,由变不足其常也。或二十八日即至长二十八齿,以下效此。但不过三十二之数也。凡一周遍,乃发虚热诸病,如是十周,则小蒸毕也,计三百二十日生骨气乃全而未壮也。

急惊风症治 小儿急惊,因闻大声,或惊而发搐,搐正如故。此热生于心,身热面赤引饮,口中气热,二便黄赤,甚则发搐。盖热甚生风,阳盛而阴虚也,宜利惊丸,除其痰热,不可用巴豆之药。

慢惊风症治 小儿慢惊,因病后或吐泻,或药饵伤损脾胃,而肢体逆冷,口鼻气微,手足瘛瘲,昏睡露睛,此脾虚生风,无阳之症也。小儿初生,壮热吐呃,身体强直,手足抽掣,目反直视,是胎惊风症也。

发搐症治 惊痫发搐,男则目左视无声,右视有声;女则右视无声,左视有声,相胜故也。

欲验逆顺,男则握拳,拇指叉入食指中为顺,于外为逆。女则叉入食指为逆,于外为顺。仍参吮乳不能类,以治其母,后仿此。

若伤风发搐,口中发热,呵欠顿闷,手足动摇。

若伤食发搐，身温多睡，或吐不思食。

百日内发搐，真者不过二三次必死，假者频发不死。真者内生惊痫，假者外伤风冷，血气未实，不能胜任，故发搐。

癫痫症治　凡治五痫，皆随脏治之。每脏各有一兽之形，并用五色丸治之。发而重者死，病甚者亦死。若反折上窜，其声如犬，症属肝也。若目瞪吐舌，其声如羊，症属心也。若目直腹痛，其声如牛，症属脾也。若惊跳反折手纵，其声如鸡，症属肺也。若肢体如尸，口吐涎沫，其声如猪，症属肾也。

小儿半岁之间有病，以名、中、食三指曲按额前眉上，发际下。若三指俱热，感受风邪，鼻塞气粗；三指俱冷，感受风寒，脏冷吐泻。若食、中二指热，上热下冷；名中二指热，夹惊之候；食指热，胸膈气满，乳食不消。

《水镜诀》云：阴阳运合，男女成形。已分九窍四肢，乃生五脏六腑，部位各分，逆顺难明。若凭寸口之浮沉，必至横亡于孩子。须明虎口，辨别三关，消详用药。必无差误。未至三岁，看虎口三关，若脉见风关尚易治，交气关则难治，交命关为死症。又当辨其色。如兽惊，三关必青；水惊，三关必赤；人惊，三关必黑。若紫色，主泻痢；黄色是雷惊，三关脉通度，乃极惊之症必死。有纹或青或红；如线直者，是母食伤脾；左右一样者，是惊积齐发。纹有三条，白主肺伤风痰，或齁䶎声；青主伤寒及嗽；

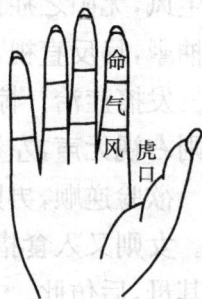

图1

红主泄泻,有黑相兼,主下痢。红多白痢,黑多赤痢,有紫相兼,虎口脉乱,乃气不和也。盖脉纹见有五色,由其病甚,色能加变,至于纯黑者,不可得而治矣。

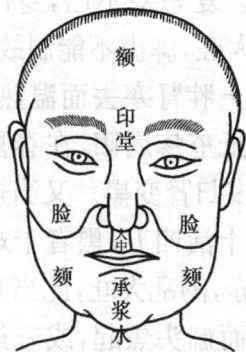

图2　附面部三指诊候图　　图3　附虎口三关脉症图

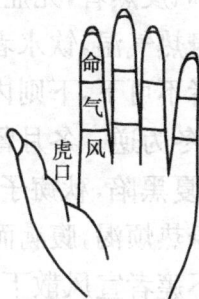

　　五脏疮疹证治　　小儿在胎,食五脏血秽伏于命门。若遇天行时热,或乳食所伤,或惊恐所触,则其毒当出。初起之候,面燥腮赤,目胞亦赤,呵欠顿闷,乍凉乍热,咳嗽嚏喷,手足稍冷,惊悸多睡。宜究其何脏所发,察其何因所起,令乳母亦须节饮食,慎风寒。五脏各有一症,肝脏水疱青色而小,肺脏脓疱色白而大,心脏瘢色赤而小,脾脏疹小次瘢,故色赤黄浅也。先发脓疱,后发疹子者顺,先疹子后瘢者顺,反此为逆,惟肾无候。但见尻冷耳冷是也。若寒水来侮故黑陷。而耳尻反热为逆也。急用百祥丸、牛李膏各三服,不愈者死。如发潮热三日以上,出不甚多,而热不止者,未尽也。潮热随出,如早食潮热不已,为水疱之类也。一发便出尽者重;疮夹疹者,半轻半重也。出稀者轻,里外微红者轻,外黑里赤者微重,外白里黑者大重也。疮端里黑点如针孔者，势最剧也。青干紫陷，昏睡汗出，烦躁热渴，腹胀啼喘，二便不通者困也。有大热，利小便解热毒。若紫黑干陷，或寒战咬牙，或身黄肿紫者，急以百祥丸下之。复恶寒不已，身冷出汗，耳骩反热者，死症也。此肾气大旺，脾虚不能制故耳。下后身热气温，饮水者可治，以脾土胜肾寒去而温热也。不黑者不可下，下则内虚归肾，大抵疮疹属阳，在春夏为顺，秋冬为逆。冬月肾旺盛，寒病多归肾变黑。又当辨春脓疱，夏黑陷，秋癍子，冬疹子者，十活四五，黑者十难救一。身热烦渴，腹满而喘，便涩面赤，闷乱大吐，此当利小便。不瘥者宣风散下之。若能食而痂头焦起，或未焦而喘实，亦可下之。若五七日痂不焦，是内热也，宣风散导之，生犀汁解之。癍疹作搐为脾虚，而肝则乘心火妄动，风热相搏也，当泻心肝，补脾土。疮黑而忽便脓血并痂皮者，乃脾气实，肾邪退而病安也。及泻而乳食不化者，脾虚不能制肾，故难治。

此即近世痘疮之症，其病与癍疹同列，并无起胀成浆收靥等说。大抵宋时之疮形治法，不过如此。近日愈变愈重，与癍疹绝不相类，治亦迥别。因知天下之病，随时随地变化无穷，所以《内经》有"五运六气"、"异法方宜"等论。为医者苟不能知天运之转移，及五方之体性，终有偏执之处，不可以称上工也。

痘疮无人可免，自种痘之法起，而小儿方有避险之路，此天意好生，有神人出焉，造良法以救人也。然人往往以种痘仍有死者，疑而不敢种，不知乃苗之不善，非法之不善也，况即有死者，不过百中之一。较之天行恶痘十死八九者,其安危相去何如也。至于治痘之书,自宋至今,不下数十种,莫不和平切近,孰意乃年以来,崇奉怪书,不论小儿之强弱,痘症之虚实,概以大黄数两、石膏数斤为一剂,使儿真火消尽,元气大伤,绝其起胀成浆之路,因向其父母云:此症或不能起胀,或不能成浆而死,至期果死。其父母以为神目,不知此实医者之死地也。或幸不死,则信为大黄石膏之功,而此二味遂为不桃之药矣。又方中多用蜂房、蝎子、蛴螬、蚯蚓、蚌汁等恶物,成升成碗,灌入儿腹,以增其毒,而烂其胃,宛转就死,尤可痛心。夫近日时医,治精壮男妇之病,见用清火之药一二钱,群以为此寒凉之品,断不可服。必当用附桂参术。独于数月之小儿,反用大寒大毒之药,成两成斤,俾死者接踵而不悔,何耶?医者不足责,为父母而目睹其子之服此毒药,以致惨死,毫无疑怨,则何心也。

丹瘤 丹瘤之症,因热毒客于腠理,搏于血气,发于皮肤,当以白玉散涂之。

伤风兼变症治 伤风兼肝则发搐顿闷,兼心则惊不安,兼肺则喘嗽哽气,兼脾则困睡,兼肾则目畏明,各随补其母。

诸经发热症治 潮热者,时间发热,过时即退,来日依时而发,此欲发惊也。壮热者,常热不已,甚则发惊痫也。风热者,身热而口中气热,乃风邪外感也。温热者,肢体微热也。发热而不欲饮水者。胃气虚热也。发热而饮水作渴、喜冷饮者,胃气实热也。

吐泻症治 若吐乳泻黄,伤热乳也;吐乳泻青,伤冷乳也;皆当下之。吐泻昏倦,睡不露睛者,胃实热也。吐痰涎及绿水者,胃虚冷也。初生下吐,因秽恶下咽故也,凡初生急须拭净口中,否则啼声一发,秽物咽下,致生诸病。拭去秽物,出痘必稀。

五脏内外疳症主治 凡小儿疳在内,目肿腹胀,泻痢青白,体瘦羸弱。疳在外,鼻下赤烂,频揉鼻耳,或肢体生疮。鼻疮用兰香散,诸疮用白粉散。肝疳 一名筋疳,白膜遮睛,或泻血面瘦。心疳面黄颊赤,身体壮热。脾疳一名肥疳,体黄瘦削,皮肤干涩,而有疮疥,腹大嗜土。肾疳一名骨疳,肢体瘦削,遍生疮疥,喜卧湿地。肺疳一名气疳,喘嗽气促,口鼻生疮。若患潮热,当先补肝,后泻心,而妄以硝黄诸药利之。若患癖当消磨,而误以巴豆、硼砂下之,及伤寒误下,皆能成疳。其初病者为热疳,久病者为冷疳,冷热相兼者,津液短少者,皆因大病,脾胃亏损,内亡津液所致,当固脾胃为主,早为施治,则不变败症也。

腹痛肿胀诸症 小儿腹痛体瘦,面色㿠白,目无睛光,口中气冷,不思饮食,或呕利撮口,此脾土虚而寒水所侮也。若口中气温,面色黄白,目无睛光,或多睡恶食,或大便酸臭,此积病也。若腹胀而闷乱喘满者实也,若不闷乱喘满者脾虚也。误下之,以致目疱腮面四肢浮肿,肚腹愈胀,因下而喘,脾气益虚也,脾虚不能胜肾水,随肺气行于四肢如水状。若侵浮于肺,即大喘也。

若肾热传于膀胱,热肾逆于脾肺,脾胃虚而不能制肾水,流走四肢而身面皆肿,若土胜则刑于肺,故令喘也。

若口吐涎沫,或吐清水,面㿠白,心腹痛有时者,虫痛也。与痫相似,但目不斜,手不搐也,安虫散主之。

若腹中有癖,不食但饮乳是也。盖小儿病此,良由乳食不消,伏于腹中,乍冷乍热,饮水过多,即荡涤肠胃,亡失津液,脾胃虚弱,不能传化水谷,以致四肢羸瘦,肚腹渐大而成疳矣。

五脏杂症主治　喜汗者,厚衣卧而额汗出也。盗汗者,肌肉虚而睡中汗出也。胃虚汗者,上至项下至脐也。六阳虚汗者,上至头下至项,难治。

夜啼者,小儿筋骨血脉未成而多哭,脾脏冷而痛也。当与温中药或花火膏主之。若虚怯,为冷所乘则唇青。

惊啼者,邪气乘心也,当以安神丸主之。

若浴后拭脐不干,风入作疮,令儿撮口甚者,是脾虚也。若频撮口,是气不和也。

弄舌热者,脾脏微热,令舌络牵紧,时时舒热,或饮水者,脾胃虚而津液少也。兼面黄肌瘦,五心烦热者,疳积也。大病未已而弄舌者凶。

解颅者,生下囟门不合也,长必多愁少笑,目白精多,面色㿠白,或体消瘦,皆肾虚也。

胎肥者,生下丰厚,目睛粉红,大便干难,时出涎水。

胎热者,生下有血色,时叫哭,身热淡黄,目睛多赤,大便色黄,急欲食乳,并用浴体法主之。

胎怯者,生下面白,肌肉瘦弱,大便白水,身无血色,哽气多哕,亦用浴体法。

急欲乳不能食者,此风邪由脐,而蕴热心脾,致舌厚唇燥,不能吮乳也。

龟胸龟背者,由儿生下,风客于脊,入于骨髓,致成龟背。若肺热胀满,攻于胸膈,即成龟胸,并用龟尿,点其骨节自愈。取尿法:用青莲叶安龟在上,用镜照之,其尿自出。

失音吐泻,或大便后虽有声而不能言,又能咽物者,非失音,此肾怯不能上接于阳也。凡口噤不止,则失音语迟。若大病后,身目皆黄者,黄病也。身病背强,大小便涩,一身尽黄,小便黄赤,此黄疸也。泻者难治。若百日或半年,不因病而身黄者,胃热胎疸也。若淡黄兼白者,胃怯也。

长大不行,行则脚软。齿久不生,生则不固。发久不生,生则不黑,皆胎弱。

小 儿 方

泻青丸 治肝经实热,急惊搐搦。

羌活壬乙同归一治,故用羌活 大黄泻诸实热 芎藭入手足厥阴,辛以缓肝 山栀仁泻心火,实则泻其子 龙胆草炒,益肝胆气,止惊 当归入足厥阴,以其同藏血也 防风各等分

上为末,炼蜜丸芡实大,每服半丸,竹叶汤入,砂糖化下。

导赤散 治小肠实热,小便秘赤。

生地黄心与小肠之药 木通利小肠之热,故钱氏用以导赤 甘草生泻心火,各等分

上为末,每服一钱,入淡竹叶凉心经,水煎。

生犀散 治心经虚热。

地骨皮 赤芍药 柴胡 干葛各一两 甘草五钱 犀角二钱,镑,主风热惊痫,镇肝除心热。丹溪云:犀角痘后用以散余毒,无毒而血虚者,非宜。

上为末,每服一二钱,水煎。

泻黄散 治脾胃实热。

藿香叶入手足太阴经,助脾开胃止呕 甘草各七钱五分 石膏五钱,泻胃火 山栀仁一两,治胃中热气 防风三两

上用蜜酒微炒为末,每服一二钱,水煎。

五味异功散 治脾胃虚弱,吐泻不食。

人参 茯苓 白术 甘草炒 陈皮各等分

上为末,每服三钱,姜枣水煎。

益黄散 治脾土虚寒,呕吐泄泻。

陈皮 青皮下食,入太阴之仓 丁香各二钱,去脾胃中寒 诃子肉五钱,能开胃,消食止痢 甘草炙,三钱

上为末,每服一二钱,水煎。

泻白散 治肺经实热,咳嗽痰喘。

桑根白皮炒,泻肺气之有余。有余者,邪有余也。 地骨皮各一两 甘草炙,五钱

上为末,每服一二钱,入粳米百粒,水煎。

阿胶散 治肺虚咳嗽,口干作渴。

明阿胶一两,麸炒,能补气不足 甘草炙,一钱 马兜苓五钱,主肺热咳嗽,清肺补肺 糯米一两 杏仁七粒,去皮尖,下喘用治气也。 鼠粘子二钱五分

上为末,每服二钱,水煎。

地黄丸 治肾虚解颅,或行迟语迟等症。

熟地黄八钱,酒洗,益肾水真阴,补血虚 山茱萸肉补肾添精 干山药凉肾泻阴中之火,治足少阴无汗之骨蒸 白茯苓各三钱,入壬癸 牡丹皮 泽泻各三钱

上地黄杵膏,余为末,加炼蜜丸如桐子大,每服二三十丸,空心白汤送下。

四君子汤　治脾气虚弱，饮食不化，肠鸣泄泻，或呕哕吐逆。

人参　白茯苓　白术　甘草炙，各五分　水煎服。

四物汤　治肝经血虚，发热日晡益甚，或烦躁不寐。

当归　熟地黄各二钱　白芍药一钱　芎䓖五分

上作二剂，水煎服。

八珍汤　治气血虚弱，或因失血过多，或因克伐元气，以至内热发热，肢体瘦瘁。

即四物四君子二汤合服。

十全大补汤　治气血虚弱，或因病后恶寒发热，或自汗盗汗，食少体倦，或发热作渴，头痛眩运等症。

即八珍汤加黄芪、肉桂。

六君子汤　治脾胃虚弱，体瘦面黄，或久患疟痢，不思乳食，或呕吐泄泻，饮食不化，或时患饮食停滞，或母有前症，致儿为患。

人参　白术　茯苓各二钱　陈皮　半夏　甘草炙，各一钱

上每服二三钱，姜枣水煎。

补中益气汤　治中气不足，困睡发热。或元气虚弱，感冒风寒诸症。或乳母劳役发热，致儿为患。

黄芪炙　人参　白术炒　甘草炙　当归　陈皮各五分　升麻　柴胡各二分

上七味，加姜枣水煎。

香砂助胃膏　治胃寒吐泻，乳食不化。

人参　白术炒　白茯苓各五钱　甘草炙　丁香各一钱，去胃中寒　砂仁四十粒，下气消食　白豆蔻十四粒，宽胃暖

脾胃进食　肉豆蔻四个,煨,温中补脾,下气运化,非比香附、陈皮之驱泄也　干山药一两

上为末,炼蜜丸芡实大,每服二三丸,米饮磨化。

肥儿丸　治食积五疳,颈项结核,发稀成穗,发热作渴等症。

黄连炒　神曲炒　木香各一两五钱　槟榔二十个,破滞气　肉豆蔻二两,泡　史君子酒浸　麦芽炒,各四两

上为末,面糊丸如麻子大,每服三五十丸,米饮下。良久用五味异功散一服,以助胃气。

九味芦荟丸　治肝脾疳积,体瘦热渴,大便不利,或瘰疬结核,耳内生疮等症。

芦荟　胡黄连　黄连　木香　芜荑炒　青皮　白雷丸　鹤虱草各一两　麝香三钱

上为末,蒸饼糊丸如麻子大,每服一二钱,空心白汤下。

木香丸　治冷疳。

木香　青黛　槟榔　肉豆蔻　麝香各一钱半　续随子一两,去油　虾蟆三个,烧存性

上为末,蜜丸如绿豆大,每服三五丸,煎薄荷汤下。

胡黄连丸　治热疳。

胡黄连　黄连各五钱　朱砂二钱,另研

上为末,填入猪胆内,以线扎,悬挂铫中,淡浆水煮沸取出。研入芦荟、麝香各二钱,饭和丸如麻子大,每服一二十丸,米饮下。

如圣丸　治冷热疳泻。

史君子取肉一两　胡黄连　川黄连　白芜荑炒,各二

两五钱　麝香五分,另研　干蝦蟆五个,酒煮杵膏

上为末,以蝦蟆膏杵丸麻子大,每服一二十丸,煎人参汤下。

兰香散　治鼻疳赤烂。

兰香叶二钱,烧灰　铜青　轻粉各五分

为末干贴。

白粉散　治诸疳疮。

海螵蛸三分　白及二分　轻粉一分

上为末,先用浆水洗,拭干贴。

蟾蜍丸　治无辜疳症。一服虚热退,二服烦渴止,三服泻痢愈。

蟾蜍一枚,夏月沟渠中取腹大不跳不鸣身多瘟者　先取粪蛆一勺置桶中,以尿浸之,却将蟾蜍趺死,投与蛆食,一昼夜,用布袋盛蛆置流中,一宿取出,瓦上焙干为末,入麝香一字,粳米饭丸麻子大,每服二三十丸,米饮下。其效如神。

芜夷散　治虫动口内流涎。

白芜夷　干漆炒,各等分

上为末,每服五六分,米饮下。

安虫散　治虫动心痛。

胡粉炒黄　槟榔　川楝子　鹤虱各三钱　枯白矾二钱五分

上为末,每服五六分,痛时米饮调下。

白玉散　治丹瘤。

白土二钱五分　寒水石五钱

为末,用米醋或新水调涂。

柳华散　治热毒口疮。

黄柏炒　蒲黄　青黛　人中白煅,各等分

为末敷。

仙方活命饮　治一切疮毒,未成内消,已成即溃。此消毒排脓止痛之圣药也。若脓出而肿痛不止者,元气虚也,当补之。

穿山甲　白芷　防风　没药　甘草　赤芍药　归尾乳香　花粉　贝母各一钱　金银花　陈皮各三钱　皂角刺二钱

上每服二三钱,酒水各半钱。

消积丸　治食积,大便酸臭发热。

丁香九粒　缩砂十二粒　巴豆二粒,去皮心膜　乌梅肉三个

上为末,面糊丸黍米大,每服五七丸,温水下。

保和丸　治食积。

山楂二两　神曲二两　半夏　茯苓各一两　陈皮连翘　萝卜子各五钱

上为末,粥糊丸如桐子大,每服一二十丸,白汤下。

四神丸　治脾肾禀虚,泄泻不食,或乳母患此,致儿为患。

肉豆蔻二两　补骨脂四两　五味子二两　吴茱萸一两

上为末,用水二碗,生姜八两,红枣一百枚煮熟,用枣肉和末如麻子大,每服二三十丸,空心食前白汤下,子母并服。

五苓散　治霍乱吐泻,燥渴饮水,小便不利。

泽泻五钱　猪苓　官桂　赤茯苓　白术各三钱

上为末，每服一二钱，白汤调下。

白虎汤　治伤暑烦躁，身热痰盛，头痛，口燥大渴。

知母一两五钱　石膏四两　白粳米八钱　甘草炙，五钱

上为末，每服一二钱，水煎。

地黄清肺饮　治肺疳咳嗽，痰唾稠黏。

阿胶一钱，面炒　鼠粘子二分，炒　马兜苓　甘草各五分，炙　杏仁七枚，去皮尖　糯米十粒，炒

上每服一钱，水煎。此方似脱地黄一味，否则即前阿胶散方矣。

参苏饮　治感冒风寒，或腹胀少食，泄泻呕吐，或手足并冷，喘促痰涎。

人参　紫苏　陈皮　半夏　茯苓　枳壳麸炒　桔梗炒　前胡　干葛　甘草炒，各五分　木香三分

为末，每服一二钱，水煎。

小柴胡汤　治伤寒温热，患身热恶风，头痛项强，四肢烦疼，寒热往来，呕吐痰实，及治中暑病疟。

柴胡八钱　半夏汤泡　黄芩　人参各三钱　甘草炙，二钱

上每服一二钱，姜枣水煎。

加味逍遥散　治乳母肝脾气血虚弱发热，致儿为患。

当归　白术　茯苓　芍药炒黄，各一钱　柴胡　牡丹皮　山栀炒　甘草炒，各五分　水煎服。

龙胆泻肝汤　治肝经湿热，或囊痈便毒，小便涩滞。

龙胆草酒炒，五分　车前子炒　木通　归尾　泽泻　甘草　黄芩　生地　川栀各三分　水煎服。

茵陈汤　治身热鼻干出汗，二便赤涩，湿热发黄。

茵陈六钱　栀子二个　大黄二钱

每服一钱,水煎。

黄连香薷饮

香薷四两　厚朴二两　黄连一两

上每服一二钱,将朴连同生姜炒令紫色,入香薷水酒各一盏煎,冷服。

金匮加减肾气丸　治脾肾虚腰重脚轻,小便不利,或肚腹肿胀,四肢浮肿,喘急痰盛,已成蛊者。此症多因脾胃虚弱,治失其宜,元气复伤而变者,非此药不救。

白茯苓三两　附子炮,五钱　川牛膝　肉桂　泽泻　车前子　山萸肉　山药　牡丹皮各一两　熟地黄四两,捣碎,酒拌杵膏

上为末,和地黄膏加炼蜜,杵丸如桐子大,每服一二十丸,空心米汤下。

五色丸　治五痫。

朱砂　真珠各五钱　水银　雄黄各一钱　黑铅三两,同水银结成砂

上为末,炼蜜丸麻子大,每服三四丸,煎银花薄荷汤下。

断痫丹　治痫差后变症不止。

黄芪蜜炙　钩藤钩　细辛　甘草炙,各五钱　蛇退三寸,酒炙　蝉蜕去土,四个　牛黄一字,另研

上为末,煮枣肉为丸麻子大,每服五七丸,人参煎汤下。

扁银丸　治风涎膈热,及乳食不消,腹胀喘促。

巴豆　水银各五钱　京墨八钱,火烧,醋淬研　黑铅二

钱半,水银煎　麝香五分,另研

上为末,陈米粥丸如绿豆大,每服二三丸,煎薄荷汤下。

利惊丸　治急惊。

天竺黄二钱　轻粉　青黛各一钱　黑牵牛炒,五钱

上为末,蜜丸豌豆大,每岁服一丸,薄荷汤化下。

小续命汤　治中风不省人事,涎鸣失音,肢体反张,或时厥冷。

麻黄去节　人参　黄芩　芎劳　芍药　甘草炒　杏仁去皮尖,研　汉防己　官桂各五钱　防风七钱五分　附子炮去皮脐,二钱

上各另为末和匀,每服一钱,姜枣水煎,有热减桂、附。

钩藤钩饮　治吐利,脾胃亏损,虚风慢惊。

钩藤钩三分　蝉蜕　防风炒　人参　麻黄　白僵蚕炒　天麻　蝎尾去毒炒,各五钱　甘草炙　芎劳各二钱五分　麝香一钱,另研

为末,每服一二钱,水煎。

大青膏　治伤风吐泻,身温气热惊搐。

天麻　青黛各一钱　白附子　干蝎去毒　乌梢蛇肉酒浸焙　朱砂　天竺黄二钱　麝香二分

上为末,生蜜和膏,每服一豆粒许,月中儿用半粒,薄荷汤化下。

百祥丸　治痘疮黑陷,及嗽而吐青绿水。

红牙大戟阴干,浆水煮软去骨,复入原汁中煮

上焙干为末,水丸粟米大,每服十丸,赤芝麻汤送下。

牛李膏 治痘疮黑陷。

牛李子一味,杵汁,石器内熬膏,每服皂子大,煎杏胶汤化下。

雄黄散 治痘后牙龈生疳蚀疮。

雄黄一钱 铜绿二钱 同研,细量疮大小,干掺其上。

归脾汤 治乳母脾经气郁,致儿为患。

人参 白术 茯神 黄芪 龙眼肉各二钱 远志一钱 酸枣肉 木香 甘草炙,三分

上煎枣水煎服,加柴胡、山栀,名加味归脾汤。

越鞠丸 治乳母六郁传儿为患,或胸满吐酸,齿痛疮疥等症。

苍术 神曲炒 香附子 山楂 山栀炒 芎䓖 麦芽炒,各等分

上为末,水调神曲糊丸桐子大,每服二三十丸,白滚汤下,子母并服。

安神丸 治邪热惊啼,心肝壮热,面颊黄。

麦门冬去心,焙 牙硝 白茯苓 干山药 寒水石 甘草各五钱 朱砂一两 龙脑二分半

上为末,炼蜜丸芡实大,每服半丸,砂糖水化下。

花火膏 治夜啼。

灯花一颗涂乳上,令儿吮之。

蝉蜕钩藤散 治肚疼惊啼。

钩藤 天麻 茯苓 芎䓖 白芍药各二钱 甘草 蝉蜕各一钱

每服一钱,灯心汤下。

羚羊角丸 治行迟。

羚羊角镑　虎胫骨醋炙黄　生地黄焙　酸枣仁　白茯苓各五钱　肉桂　防风　当归　黄芪各二钱五分

上为末,炼蜜丸,每服一皂子大,白汤化下。

止汗散　治睡而自汗。

故蒲扇一把,烧存性研为末,每服三钱,温酒调下。

当归六黄汤　治血虚不足,虚火内动,盗汗不止。

当归　熟地黄　黄芪炒　黄柏以下俱炒黑　黄芩　黄连　生地黄各等分

每服二钱,水煎服。

团参汤　治心血虚热,自汗盗汗。

人参　当归各等分

上用猪心一片,每服三钱,水煎服。

参附汤　治禀赋不足,上气喘急,自汗盗汗。或病久阳气脱陷,急宜服之。

人参五钱　附子炮,一两

每服一钱,姜水煎。

人参养荣汤　治脾肺俱虚,发热恶寒,肢体瘦倦,食少作泻,或久病虚损,口干食少,咳而下痢,惊热自汗。

白芍药一钱五分　人参　陈皮　黄芪蜜炙　桂心　当归　白术炒　甘草炙,各一钱　熟地黄　五味子杵炒,各七分　远志五分

每服二三钱,姜枣水煎。

浴体法　治胎肥、胎热、胎怯。

乌蛇肉酒浸,焙　白矾　青黛各二钱　天麻二钱　蝎尾去毒　朱砂各五分　麝香二分半

上为末,桃枝一握,水煎浴之,勿浴背。

神效当归膏 治跌扑汤火等疮,不问已溃未溃。

当归 黄蜡 生地黄各一两 麻油六两

上先将当归、地黄入油煎黑去渣,入蜡熔化,候冷搅匀,即成膏矣。以上皆《直诀》所载之方。以下诸方,皆取别本附入者。

保命散秘方 治一切急惊慢惊,痰涎涌塞,手足抽搐,目直神昏,夜啼昼倦,吐乳泻白种种恶症。

珍珠 牛黄各三分 琥珀五分 胆星 白附子 蝉蜕炙 天虫 茯苓 皂角 防风 茯神各二钱 天竺黄研 橘红 甘草 薄荷 朱砂各一钱 天麻三钱 全蝎二十个,酒洗焙 礞石三钱,煅 冰片 麝香各三分

上为末和匀,每服一二分,或用神曲糊丸麻子大,每服一二十丸,量儿大小加减,钩藤一钱,薄荷三分泡汤下。凡小儿有病,即宜少与乳食。若似惊风,即宜断乳,如欲食,与米饮一勺。必欲食乳,须先将乳挤空,然后以空乳令吮,否则乳下喉中,即成顽痰,虽神丹无效,俟少安,渐与乳可也。

治疳积方
不落水鸡肝酒洗,同黄蜡一钱顿熟,去蜡吃。

治赤痈方
寒水石 黄柏 黄连 大黄 铅粉 枯矾 白墡粉 冰片 青黛
上药随举几味,研麻油调涂。

治痘出眼中方
取田鸡胆点之愈。

治癞方 不拘头面遍身痛痒,黄水出,俱效。

黄连一两　蛇床子五钱　五倍子一两　轻粉三钱　黄柏五钱　枯矾五钱　川椒二钱　冰片一钱

同研,麻油调涂。

治骨蒸方

银柴胡八分　鲜骨皮一钱,酒洗　真青蒿八分　川连五分　犀角五分　丹皮五分　甘草三分　元参一钱　竹叶二十片　芦根一两　水煎服。

治遗尿方《幼幼新书》

鸡肛胵一具,炙　桑螵蛸三枚,炒　甘草三分,炙　黄芪　牡蛎各五钱,煅

为粗末,每用一钱,水一盏煎,去渣服。

治牙疳方

人中白一钱　枯矾三分　红褐子一钱,烧存性　鸡肫皮二钱,煅　霜梅八分,煅　雄黄五分

上为末,煎浓茶调搽,吐出涎。

治吐乳方《幼幼新书》

莲子心七枚,焙　丁香三粒　人参三分

上同研,乳汁浸,令儿吮食。

治螳螂子方　即妒乳也。

青黛一钱　元明粉三钱　硼砂一钱　薄荷五分　冰片一分

上同研,细擦口内两颐,吐出涎,一日用四五次。

自古无螳螂子之病,凡小儿变蒸之候,每有口内微肿恶乳之时,名曰妒乳,不治自愈。其或不能坐视,则用此方涂口亦易愈。近日海滨妖妇,造割螳螂子之法,以骗人取利,强者幸愈,弱者俱死。惟松江苏州最受其害。盖小

儿两颐内外皮有两层,中空处有脂膜一块,人人皆然。割去复生,妖妇以此惑人。人见果有如螳螂子者,遂相信不疑,死而不悔,深可怜悯。除苏松之外,天下并无有生螳螂子而死者,断不可为其所愚而受害也。

损　小儿股内无力,因跌而起,一足不伸,臀左右大小不同,腰脊歪斜,脊骨高起,俱属不治。或久而成毒,亦为废人。

医有道焉，有术焉，道难知也，即知之而无可用者也。知道而能用，夫道则道精矣。术易知也，知之而无与乎道者也。知术而能通乎道，则术神矣。譬如谈兵，日诵夫六韬三略、车攻马战之法，而一临小敌，无不汗流色沮神慑股栗，此谈道者之过也。其能挽强执锐奋死先登者，与之坐而询，夫握奇八阵之说，则又张目撟舌茫然而不知为何语，此询术者之过也。若此者俱不得名大将，大将者以庙筹见其智，以临敌见其勇者也。然而学为大将之法，则先从庙筹始。故《内经》及《难经》皆无方药治病之书，乃兵家之韬略也。执此而欲治病，无一病之能。治然不明乎此，则所治之病虽多幸中而必非古圣所垂之法，其隐受其害而伏于不觉者正多耳。抑更有说焉，夫韬略为用兵设也，而读韬略者不必其身当用兵也。然敬韬略明则虽不能自为行阵，而行阵者之得失自能晓然，断不以兴凶之柄，授之庸懦之人，读是书则虽不能自为治病，而治病者之浅深自能洞见，安得以生死之权付之愚妄之辈，犹之辨工人之巧拙，岂必自为工人审歌者之从奸，岂必身为歌者知其道，则术不得而眩之也。故椿之注是书者，不欲使负载之徒端坐而谋经国正，欲使垂绅之士抚掌而谈壬伯也。

大椿又识

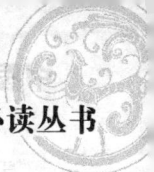

方剂索引

方剂索引

八画

方剂索引

十一画

方剂索引

方剂索引